Charlotte Labouche

Der ultimative Sex für Frauen

*So bringen Sie sich und Ihren
Partner um den Verstand*

Charlotte
Labouche

Der ultimative
SEX
für Frauen

*So bringen Sie sich
und Ihren Partner
um den Verstand*

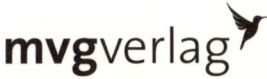
mvgverlag

Bibliografische Information der Deutschen Nationalbibliothek:
Die Deutsche Nationalbibliothek verzeichnet diese Publikation in der Deutschen Nationalbibliografie; detaillierte bibliografische Daten sind im Internet über http://d-nb.de abrufbar.

Für Fragen und Anregungen:
info@mvg-verlag.de

Originalausgabe, 1. Auflage 2017

© 2017 by mvg Verlag, ein Imprint der Münchner Verlagsgruppe GmbH
Nymphenburger Straße 86
D-80636 München
Tel.: 089 651285-0
Fax: 089 652096

Umschlaggestaltung: Marc-Torben Fischer, München
Umschlagabbildung: Shutterstock/Serg Zastavkin
Illustrationen im Innenteil (S. 88, S. 134–148, S. 170, S. 171): Heike Kmiotek
Abbildungen im Innenteil: S. 51: Shutterstock/sakkmesterke, S. 69: Shutterstock/Kotin, S. 117: Shutterstock/Aleksandr Art, S. 153: Shutterstock/Kotin, S. 179: Shutterstock/Kseniya Ivanova
Layout und Satz: Daniel Förster, Belgern
Druck: GGP Media GmbH, Pößneck
Printed in Germany

ISBN Print 978-3-86882-696-8
ISBN E-Book (PDF) 978-3-86415-970-1
ISBN E-Book (EPUB, Mobi) 978-3-86415-971-8

Weitere Informationen zum Verlag finden Sie unter

www.mvg-verlag.de

Beachten Sie auch unsere weiteren Verlage unter www.m-vg.de.

INHALT

VORWORT

Die Welt des Sex ist grenzenlos. Sie ist wie ein Paralleluniversum, das uns durchdringt und erfüllt. Ultimativer Sex ist eine der schönsten Erfahrungen überhaupt. Er fördert die Bindung zwischen den Liebenden, kann so neue Liebe entfachen und alte Liebe beleben. Jeder kann ihn haben, denn es steckt keine große Kunst dahinter. Man muss keine besonderen Talente aufweisen, um eine wunderbare Liebhaberin zu sein – nur ein wenig Fingerspitzengefühl und Einfühlungsvermögen sind notwendig. Die übrigen Werkzeuge sind Technik und Kenntnisse. Beides ist erlernbar.

Guter Sex ist wie eine Perle, die verborgen im Inneren einer Muschel Tag für Tag ein bisschen mehr heranwächst. Die Muschelschalen schützen sie von beiden Seiten, ohne sie würde die Muschel absterben und es würde sich auch keine Perle bilden. Sex ist ein Erlebnis, das von zwei Menschen genährt wird. Er ist gleichermaßen Geben und Empfangen. Es bedeutet, auf den anderen zu achten und ihm Gutes zu tun. Sex ist Loslassen und Hingabe. Er ist kein Mittel zur Bestätigung. Denn wer diese sucht, ist sich nicht darüber im Klaren, wer er eigentlich ist. Erst wenn man sich selbst annimmt und mag, kann man sich dem Partner wirklich öffnen.

Entdecken Sie jedes Mal aufs Neue Ihre sexuelle Lust und lassen Sie diese vor allem auch zu. Lachen Sie zwischendrin aus vollster Seele, denn Sex hat viel mit Spaß zu tun. Nehmen Sie Ihre Impulse und die Ihres Partners wahr und sprechen Sie Ihre Fantasien unverblümt vor ihm aus. Verharren Sie nicht in alten Mustern und wagen Sie immer wieder den Schritt auf unbekanntes Terrain. So erweitern Sie Ihre Sexualität und hauchen ihr immer wieder neues Leben ein.

Dieses Buch lädt Sie zu einem Streifzug rund um das Thema Sex ein, gibt Ihnen lustvolle Anregungen und erweitert Ihren erotischen Horizont. Sie können es in einem Stück durchlesen oder als Nachschlagewerk verwenden – das bleibt Ihnen überlassen.

Genießen Sie die Reise und stürzen Sie sich in die pure Lust!

Charlotte Labouche

TEIL 1

Bevor es zur Sache geht

LEBENSELIXIER GUTER SEX

Guter Sex und bestenfalls ultimativer Sex versüßen in jedem Alter das Leben. Guter Sex ist zwar nicht überlebenswichtig, stiftet aber ein unbeschreibliches Wohlgefühl, stärkt das Zusammengehörigkeitsgefühl der Liebenden, spendet Ausgeglichenheit und erhöht die Lebensqualität. Man fühlt sich danach vitaler und begehrenswerter. Er entspannt, verschafft durch die Ausschüttung von Endorphinen ein wunderbares Hochgefühl, bringt den Hormonhaushalt in Schwung und lässt den Östrogen- sowie den Testosteronspiegel ansteigen. Er macht damit Frauen schöner und fördert bei Männern den Muskelaufbau. Sexualhormone sollen außerdem Schmerzen lindern und stimmungsaufhellend wirken.

Um sich der Lust in vollen Zügen hingeben zu können und tatsächlich ultimativen Sex zu haben, muss man loslassen und innerlich frei sein. Man sollte seinen Körper lieben und kennen und sich nicht durch Tabus oder hyperstilisierte Mythen verunsichern lassen. Außerdem können Sie sich nur wirklich gehen lassen, wenn Sie gewiss sind, dass für Verhütung und Safer Sex gesorgt ist. So ungern letztere Themen auch angesprochen werden, sollten Sie ihnen doch Beachtung schenken. Guter Sex ist Balsam für Körper, Geist und Seele – lassen Sie sich das nicht entgehen!

Denn Genuss welcher Art auch immer schafft Lebensqualität. Damit ist auch die sinnliche Hingabe während des Sex gemeint. Nicht nur lang andauernde Liebesnächte können sinnlich sein, sondern eine schnelle Nummer kann genauso mit allen Sinnen genossen werden. Ganz gleich, wie lange ein Akt dauert, er hinterlässt doch Erinnerungen und Gefühle und beeinflusst unser Seelenleben. Man kann es nicht besser formulieren als der große Johann

Wolfgang von Goethe, der einst schrieb: »Kein Genuss ist vorübergehend; denn der Eindruck, den er zurücklässt, ist bleibend.«

Sinnlichkeit bedeutet, sich selbst und den Partner zu spüren.
Das macht guten Sex aus. Besonders stimulierende Stellungen,
Sex-Toys oder andere Helferlein sind das Sahnehäubchen auf der
Torte, aber ohne das Empfinden von Genuss sind sie wertlos. Erleben wir guten Sex, setzt unser Körper verschiedene Glückshormo-
ne frei. Wir fühlen uns wunderbar, sind danach euphorisch, glücklich, vitalisiert und entspannt. Das wirkt sich nachhaltig positiv auf
unsere psychische wie physische Gesundheit aus.

Auch One-Night-Stands ohne weitere Absichten lassen sich
sinnlich auskosten. Es ist der Moment, der zählt. Nichts ist an eine
Erwartung geknüpft. Man gibt und nimmt gleichermaßen und das
gemeinsame Ziel ist pure Leidenschaft. Und wenn es doch in einem reinen *(Pardon!)* Geficke endet, sollten Sie auch das genießen
oder Ihre Wahl beim nächsten Mal bewusster treffen.

Während der ersten Dates ist man häufig so verknallt, dass man
überhaupt nicht richtig genießen kann. Zum Glück ändert sich
das relativ schnell und der Genuss kann sich einstellen. Die Leidenschaft ist dann am Glühen und man würde sein Gegenüber
am liebsten mit Haut und Haaren auffressen. Jede Berührung lässt
einen vor Wonne schaudern und man begibt sich von einem Liebesspiel ins nächste. Doch häufig ist der Erwartungsdruck groß
und man möchte den Partner nicht enttäuschen. So kommt es,
dass man sich verstellt und sich nicht wirklich hingibt. Im Grunde steht man sich selbst im Weg. Denn so kann es passieren, dass
die Sinnlichkeit auf der Strecke bleibt. Geben Sie sich also einen
Ruck: Lassen Sie jegliche Bedenken hinter sich und geben Sie sich
der Liebe hin.

In langjährigen Partnerschaften herrscht oft Flaute im Bett, von
leidenschaftlichen Küssen ganz zu schweigen. Am Anfang ist nun
mal alles prickelnder. Aber dieses Knistern lässt sich mit etwas En-

gagement und Mühe wiederherstellen. Es wird ein anderes Begehren sein als in der Verliebtheitsphase – nicht besser oder schlechter, einfach anders. Verabreden Sie sich zu einem Date, wie Sie es früher gemacht haben. Schmeißen Sie sich dafür in Schale und ziehen Sie Ihre heißen High Heels wieder aus der Schublade. Ihr Liebster legt Ihr Lieblings-Eau-de-Toilette an und hofiert Sie wieder wie eine Königin. Tun Sie, was auch immer Sie möchten, um das einstige Feuer wieder zu schüren. Strengen Sie sich wieder beim Sex an, machen Sie Liebe, wie Sie es sich in Ihren kühnsten Träumen vorstellen. Entdecken Sie Ihre Sinnlichkeit wieder!

Das sagt sich nun alles so leicht, ist es aber tatsächlich auch. Sie genießen doch schließlich auch guten Wein oder Reisen, warum sollten Sie nicht auch Sex in vollen Zügen genießen? Essen Sie beim Dinner in einem schicken Restaurant nur für das Sättigungsgefühl? Sicherlich nicht. Und genau das sollten Sie auch beim Sex nicht tun. Hier ist der Weg das Ziel! Ein Orgasmus ist schön, Sie können ihn aber nicht erzwingen. Lassen Sie ihn geschehen und genießen Sie jede Berührung mit voller Hingabe. Seien Sie sinnlich – sich und Ihrem Partner zuliebe!

SCHLUSS MIT MYTHEN UND TABUS

Um die natürlichste und wohl schönste Sache der Welt ranken sich zahlreiche Mythen, die in keiner Weise der Realität entsprechen. Ebenso realitätsfremd sind unbegründete Tabus, die sich die Menschheit irgendwann einmal selbst auferlegt hat. Um wirklich ultimativen Sex zu haben, sollte man mit ihnen brechen. Warum? Weil es Spaß macht!

Nichts als Mythen

Was wäre die Menschheit ohne Mythen. Sie sind nichts als behauptete Wahrheiten, die jeglicher Beweismacht entbehren. Und da der Mensch nur allzu gerne in Träumereien schwelgt und Dinge idealisiert, gibt es natürlich auch solche, die das Sexualleben betreffen. Da ist von stattlichen Dauererektionen, der Normalität von lang andauerndem und häufigem Sex, Samenstau, unschlagbar tollen ersten Nächten, luststeigernder Enthaltsamkeit und der nicht vorhandenen Möglichkeit des Mannes, einen Orgasmus vorzutäuschen, die Rede. Vergessen Sie das alles, es ist schlichtweg nicht wahr!

»Die Größe macht's«

Natürlich ist es wunderbar, ein imposantes Gemächt vor sich zu haben. Machen wir uns darüber nichts vor. Glücklicherweise trifft aber die Behauptung, nur große Penisse könnten die Lust vollends stillen, nicht zu. Bedeutend sind vielmehr die Härte des Schwängels und die Art, wie er zum Einsatz kommt. Da die sensibelsten

Stellen innerhalb der Vagina nur wenige Zentimeter vom entfernt Scheideneingang sitzen, sollte es auch für einen kleineren Freund kein Problem sein, diese zu erreichen.

Besonders große »Hardware« kann bei bestimmten Stellungen, wie zum Beispiel dem Reiten, sogar unangenehm sein. Männer mit einer kleineren Ausstattung können also ihre Bedenken und Komplexe getrost hinter sich lassen.

Bei dem Wettkampf unter Männern um den größten Penis kann ihnen ohnehin niemand helfen. Er ist völlig unbegründet. Und fällt in die Kategorie Schwanzneid.

»Ohne Erektion gibt es auch keine Lust«

Erektionspannen haben nicht immer etwas mit Unlust zu tun. Gerade beim ersten Mal ist viel Aufregung im Spiel, manchmal trinkt sich Mann auch Mut an und genau das kann für einen Hänger sorgen, bedeutet allerdings nicht, dass der Liebste keine Lust hat. Daneben können Erektionsstörungen durch Medikamente oder gesundheitliche Störungen verursacht werden. Nehmen Sie die Sperenzchen seines besten Stücks nicht allzu ernst und beziehen Sie diese vor allem nicht auf sich!

»Lange Nächte ohne Pause«

Dauerliebesspiele sind eine wunderbare Erfahrung, sie bedeuten allerdings nicht, dass dabei unentwegt penetriert wird. Vielmehr ist es ein Wechselspiel aus liebevollen und wilden Küssen, sanften Streicheleinheiten, zärtlichen Pausen, heftigeren und zurückhaltenden Stößen usw. Auch dauert die tatsächliche aktive körperliche Vereinigung keine 30 Minuten an, wie so viele behaupten. Das mag dem einen oder anderen vielleicht deutlich länger vorkommen, aber die Realität sieht anders aus. Durchschnittlich beträgt die Zeitspanne vom Eindringen in die Vagina bis zum Orgasmus etwa fünf Minuten – Ausnahmen gibt es natürlich immer wieder. Freuen Sie sich, wenn Sie zu ihnen gehören!

Zu den häufig verbreiteten Ammenmärchen gehört ebenso die Annahme, dass der Penis des Mannes ein Stehvermögen von mindestens 30 Minuten hat. Wenn sich sein bester Freund zwischendrin eine Pause gönnt, bedeutet das nicht, dass er keine Lust mehr auf sein Gegenüber verspürt. Seine Ausstattung ist schlicht nicht dafür konzipiert, dass sie über längere Zeit stattlich erigiert ist. Während einer Erektion schießt Blut in den Penis und belastet die dort sitzenden Gefäße, die so einem hohen Druck ausgesetzt sind. Aus diesem Grund steht der kleine Freund des Mannes nicht fortwährend stramm. Es liegt also nicht an mangelnder Lust, wenn das Stehvermögen im Schnitt alle 15 Minuten etwas nachlässt, sondern ist ein Schutzmechanismus seines Körpers. Lang andauernde Liebesspiele sind allerdings trotzdem möglich, da sein bestes Stück nach einer gewissen Pause wieder hart werden kann.

Und da wären wir schon beim nächsten Thema: dem Orgasmusmarathon bei Männern. Ausnahmen gibt es immer wieder, allerdings beschränkt sich das hier im besten Fall auf junge Männer, die in der Blüte ihres Lebens stehen. Etwa zehn Minuten nach dem Orgasmus kann der Penis zwar wieder standfest werden, aber als Endlosschleife ist dieses Spiel nicht möglich. So ist das auch von Mutter Natur nicht vorgesehen, denn Sex hat in der Evolution nur einen Sinn: die Fortpflanzung. Zur Fortpflanzung sind Spermien notwendig. Ist das Pulver einmal verschossen, dauert es eine Weile, bis der Körper neues Ejakulat produziert hat. Außerdem ist jeder Orgasmus für den Mann kräfteraubend und frisst viel Energie. Jede Kondition stößt irgendwann an ihre Grenzen und Energiereserven müssen dann neu aufgetankt werden. Ist Ihr Liebhaber nach der ersten Runde Sex total verausgabt, bedeutet das, er hat sich mächtig ins Zeug gelegt und Sie umfassend beglückt. Sehen Sie es also positiv!

»Schmerzhafter Samenstau durch Enthaltsamkeit«

Ein unausgelastetes Sexualleben soll angeblich zu Samenstau führen, der Hodensack kann überschüssige Spermien nicht loswerden und es breitet sich ein Druck aus, der Schmerzen hervorruft. Das ist völliger Unsinn. Richtig ist, dass sich im Samenkanälchen der Hoden stetig neue Spermien bilden, die danach in den Nebenhoden transportiert werden und dort ausreifen. Insgesamt beträgt die Dauer des gesamten Entwicklungs- und Reifungsprozesses der Spermien etwa drei Monate. Reife Samenzellen werden in Nebenhoden und Prostata angesammelt und gelangen durch Kontraktionen der Samenleiter zur Prostata. Erfährt der Mann einen Orgasmus, kommt es zum Samenerguss, und die Spermien strömen über die Harnröhre nach draußen. Wenn der Mann längere Zeit nicht sexuell aktiv ist und ihm kein Samenerguss widerfährt, werden die Spermien von den körpereigenen Immunzellen abgebaut oder durch einen unwillkürlichen Samenerguss abtransportiert. So etwas wie einen Samenstau gibt es also nicht. Allerdings können sich Schmerzen im Hodenbereich tatsächlich ergeben, wenn ein Mann über längere Zeit erregt war und es nicht zu einem Orgasmus kam. Diese Beschwerden sind dann nicht auf den mythischen Samenstau zurückzuführen, sondern die Folge von Krämpfen in der Samenwege-Muskulatur.

»Männer können nicht vortäuschen«

Dass viele Frauen aus welchen Gründen auch immer mal hier und da einen Orgasmus vortäuschen, ist allseits bekannt. Hingegen scheint weniger bekannt zu sein, dass das auch einige Herren der Schöpfung tun. Nun fragt man sich, wie das funktionieren kann, da der Samenerguss ja ausbleibt. Die Antwort ist ganz einfach: Ist die Frau besonders feucht, spürt sie manchmal den Samenerguss nicht. Außerdem prüft sie sicherlich nicht nach, ob Liebessaft aus ihrer Scheide fließt, wenn sie die Beckenbodenmuskeln anspannt oder den Gang zur Toilette tätigt. Mit einem Kondom lässt sich der Orgasmus noch einfacher vortäuschen, da man das *Corpus delicti* ganz einfach verschwinden lassen kann. Also Ladys, beim Schummeln seid Ihr nicht alleine!

»Mehrmals die Woche Sex ist ganz normal«

Es gibt Menschen mit einem ausgeprägten Sexualdrang, die täglich mehrmals über ihren Partner oder ein »Betthupferl« herfallen, und solche, die weniger Lust verspüren und sich schon mit einmal im Monat oder noch seltener zufriedengeben. Eine Regel gibt es in Sachen Quantität sicherlich nicht. Lassen Sie sich also nicht von irgendwelchen Zahlen unter Druck setzen. Leben Sie Ihre Sexualität so oft aus, wie es Ihnen gefällt, und pfeifen Sie auf das, was Sie in Zeitschriften lesen oder was Ihnen Ihre Bekannten erzählen.

Nachweislich verringert sich die Libido der Frau nach den Wechseljahren – das hat biologische Gründe. Das bedeutet allerdings nicht, dass sie völlig ausbleiben muss. Männer können sich ein Leben lang fortpflanzen, weshalb ihr Sexualdrang auch lebenslang anhält – wenngleich der sexuelle Appetit etwas abnimmt. Aber auch Stress und unangenehme Lebensumstände können das Verlangen nach Sex reduzieren. Fest steht, dass man in einer Beziehung oder auch im Singledasein das Liebesleben niemals einschlafen lassen sollte – sonst schlägt das leicht in Gewohnheit um. Wie oft jemand Sex hat, bleibt dabei jedem selbst überlassen.

»Enthaltsamkeit steigert die Lust«

Dass Enthaltsamkeit die Lust steigern kann, trifft nur bedingt zu. Vermisst man seinen Liebling, kann es durchaus passieren, dass man sich an der Vorstellung labt, mit ihm zu schlafen und seine Berührungen zu spüren. Vielleicht befriedigt man sich dann mit dem Gedanken an ihn und malt sich aus, wie sensationell es jetzt wäre, wenn er einem das Höschen herunterreißt. Das kann durchaus antörnend sein und dazu führen, dass sich die Lust aufstaut und sich das Objekt der Begierde beim nächsten Treffen warm anziehen muss.

Hat man jedoch längere Zeit keinen Geschlechtsverkehr und erfährt keine Sinnlichkeit, lässt das Verlangen danach in der Regel automatisch nach. Dem kann man jedoch entgegenwirken und die Lust durch Selbstbefriedigung wieder auf Trab bringen.

»Der erste Sex ist unschlagbar«

Der erste sexuelle Kontakt gleicht in der Regel den ersten Gehversuchen. Man weiß noch nicht genau, was dem Gegenüber gefällt, ist nervös, weil man alles richtig machen will, und letzten Endes total verkrampft, was der Overkill für jedes Stelldichein ist. Selbst wenn das nicht der Fall ist und man unverschämt entspannt ist, kennt man sein Gegenüber und dessen Vorlieben noch nicht wirklich. Man muss sich herantasten und von Mal zu Mal besser kennenlernen und erforschen. Ein misslungenes Debüt bedeutet deshalb nicht, dass künftige Spektakel ebenso unbefriedigend sind. Werden Sie zur Wiederholungstäterin und lassen Sie sich nicht entmutigen!

Tabubruch

Zugegebenermaßen gibt es in Sachen Sex einige Tabus, die durchaus berechtigt sind. Zu nennen sind hier beispielsweise krankhafte Perversionen wie Pädophilie, mangelnde Hygiene, muffelnde und fleckige Laken, unpassende Bemerkungen, Vergleiche mit dem Ex, das Verschweigen von Geschlechtskrankheiten und das Drängen zu Praktiken, die das Gegenüber einfach nicht ausführen möchte.

Zum Glück existieren wirkliche Tabus, was Praktiken oder Neigungen anbelangt, nicht mehr viele. Jeder besitzt individuelle sexuelle Vorlieben und Vorstellungen. Solange alle Beteiligten damit einverstanden sind, ist (fast) alles erlaubt. Die Medien beten alles Mögliche rauf und runter und das Publikum schockiert glücklicherweise inzwischen fast gar nichts mehr – sollte man denken! Während Latex, BDSM oder Handschellen kaum noch für Erstaunen oder hochgezogene Augenbrauen sorgen, sind das offene Reden über Sex, Selbstbefriedigung oder Analsex in der Tat noch in vielen Köpfen tabu.

»Selbstbefriedigung macht man nicht«

Zum Thema Selbstbefriedigung kursieren die unfassbarsten Gerüchte: Sie sei sündhaft, komme innerhalb einer Partnerschaft Fremdgehen gleich, zieme sich nicht, sei pervers usw. Vor allem aber klebt der Makel der Ersatzbefriedigung an ihr. Dabei ist es eine wundervolle Art der Selbstliebe und nichts Verwerfliches. Sie erlaubt es, jeden Winkel des Körpers zu erforschen und zu erleben, macht sexuell unabhängig, bahnt den Weg zu himmlischen Orgasmen, frischt den Teint auf und entspannt.

Befindet man sich in einer Beziehung, ist sie alles andere als Fremdgehen und in der Regel auch kein Zeichen von Unzufriedenheit mit dem partnerschaftlichen Sex. Vielmehr kann sie das Sexleben beflügeln, weil man dem Liebsten dann wirklich zeigen kann, was einem gefällt, und in der Folge kommt man öfter. Wenn man seine Fantasien durch Pornos oder erotische Vorstellungen befeuert, heißt das ebenfalls nicht, dass man untreu ist. Das ist völlig in Ordnung, da weder seelische Vereinigung noch körperlicher Kontakt zu einem anderen bestehen. Außerdem kann es dem Partner sogar Lust bereiten, wenn er seiner besseren Hälfte beim Masturbieren zusieht.

»Über horizontale Angelegenheiten spricht man nicht«

Wir unterhalten uns täglich über verschiedenste Dinge unseres Lebens, seien es Job, Kinder, Hobbys oder der neueste Tratsch. Warum also sollten wir nicht über die schönste Nebensache der Welt sprechen? Jeder tut es, jeder hat Spaß dabei und es ist völlig natürlich.

Das bedeutet nicht, dass man im Supermarkt lauthals mit der Kassiererin über die sexuellen Höhenflüge der letzten Nacht plaudern sollte. Jedoch kann Sex durchaus ein Gesprächsthema mit guten Freundinnen oder engen Freunden sein. Man profitiert von den Erfahrungen des Gegenübers und kann sich austauschen. Vor allem mit dem Partner ist absolute Offenheit gefragt. So kann man Missverständnissen aus dem Weg gehen und seinen Bedürfnissen Gehör verschaffen. All das kann dem Sexleben neue Impulse schenken.

Abgesehen davon, muss man dabei ja nicht sprachlich ins Vulgäre abdriften, wenn man locker und entspannt darüber sprechen möchte.

»Analsex ist abartig«

Wir sehen auf antiken Vasen, Reliefs oder Wandmalereien Darstellungen, die eindeutig Analsex zeigen, lesen davon in ehrwürdigen Werken der Liebeskunst und kommen dort manchmal auch in den Genuss einiger passender Illustrationen. Analsex ist demnach keine Neuschöpfung unserer »verdorbenen« Epoche, sondern diente seit jeher der sexuellen Befriedigung. Warum stößt er dennoch auf so viel Ablehnung?

Viele gehen so verkrampft an die Sache heran, dass es ihnen natürlich keinen Spaß bereiten kann, wenn ein Penis oder ein Finger am Hintertürchen anklopft. Ist man jedoch entspannt, kann es einen in Wonne versetzen.

Sinnvoll ist in jedem Fall der Einsatz von Gleitgel, da man sich damit vor Verletzungen schützt. Auch haben einige Bedenken, was die Hygiene anbelangt. Diesbezüglich kann man verschiedene Maßnahmen ergreifen, die einem unschöne Folgen ersparen. Da wären die Anwendung eines Kondoms sowie die sorgfältige Reinigung des entsprechenden Körperbereichs. Auch sollte man danach nicht in die Scheide eindringen, da sich sonst Bakterien und Pilze aus dem Darm in der Vagina ausbreiten könnten, was zu Krankheiten führen kann.

Aber ansonsten steht dieser sinnlichen Erfahrung nichts im Weg!

»Das Ding beim Namen nennen«

Wie sagt man nun? »Scheide« hört sich irgendwie schleimig an und »Glied« so medizinisch. Kann man dafür keine nettere Bezeichnung finden? Klar kann man. Kleine oder Süße sind niedlich. Muschi etwas dreckiger, aber durchaus geläufig. Blüte trifft es genau. Die Schamlippen ähneln Blütenblättern und die Klitoris der Knospe oder dem Blütenstempel. Callas sind wunderschön, Orchideen auch, und sie erinnern zweifellos an die Pracht, die sich im Schoß der Frau befindet. Viele weitere Kosenamen berufen sich auf Obst, das optisch an das weibliche Geschlecht erinnert: Feige, Pflaume, Aprikose und Co.

Bei den Bezeichnungen für das männliche Geschlecht muss man zugegebenermaßen manchmal etwas schmunzeln. Da ist von Gemächt, Zauberstab oder Lanze die Rede. Auch Schwengel, Latte oder Prügel werden synonym verwendet. Fleischpeitsche oder Lustknochen sollte man sich vielleicht verkneifen. Generell gilt: Die meisten Synonyme für Penis sorgen eher für Erheiterung als für Stimulation.

Im Verlauf dieses Buches werden die genannten Synonyme bewusst eingesetzt, denn Humor ist immer gut. Gerade Sex sollte man nicht allzu ernst nehmen.

WORAUF MÄNNER BEIM SEX WIRKLICH ACHTEN

»Mensch, ich hätte mir den letzten Schokoriegel verkneifen sollen!« oder »Schnell den Bauch einziehen, bevor er ihn sieht!« Wenn Ihnen solche Gedanken beim Sex oder kurz davor noch durch den Kopf gehen, sind Sie nicht alleine. Rund 78 Prozent aller Frauen überlegen, wie sie beim Sex aussehen. Verabschieden Sie sich davon! Damit ersticken Sie Ihre Lust unnötig. Und seine wird auch darunter leiden.

Sie haben keinen straffen Bauch, Cellulite und Ihr Busen ist auch nicht mehr ganz so prall, wie Sie ihn gerne hätten … na und! Aktuelle Studien haben ergeben, dass Männer vor allem auf drei Dinge achten: Gesicht, Atmung und Aktivität ihrer Liebsten. Denn dort zeichnet sich das Lustempfinden ab! Ist seine Angebetete erregt, spiegelt sich das in ihrem Gesichtsausdruck wider und die Atmung beschleunigt sich. Vielen Männern ist natürlich eine aktive Frau im Bett lieber als ein Brett, das nur herumliegt. Das bedeutet nun allerdings nicht, dass Frauen unbedingt das Zepter an sich reißen und ihn nehmen müssten, als gäbe es kein Morgen mehr.

Vor allem außerhalb fester Partnerschaften wird natürlich auch der Körper unter die Lupe genommen. Mann will ja wissen, was ihm serviert wird. Aber auch hier können die Damen der Schöpfung durchatmen. Laut Umfragen achten die meisten Kerle auf das Hinterteil. Dabei muss es nicht einem Apfel gleichen, sondern auf seine Art formschön sein und proportional zum Rest des Körpers passen. Der Bauch steht an letzter Stelle, nur 3 Prozent schenken ihm Beachtung. Hingegen rangieren Brüste auf Platz drei und werden von 13 Prozent der Männer näher angesehen.

Vergessen Sie nicht, dass Männer während des Lustspiels von Instinkten getrieben sind. Sie denken dann animalisch. Wenn Sie ihn reiten und er Ihre Brüste sieht, wird ihm garantiert nicht auffallen, dass eine Brust kleiner ist als die andere. Vielmehr wird er in Verzückung geraten, weil sie so wunderbar hin und her wackeln. Und wenn er Ihren Po oder Schenkel anfasst, spürt er sicher keine Dellen, sondern will am liebsten seine Hände in Ihrem wollüstigen Fleisch vergraben. Männer sind einfacher gestrickt, als Sie denken – vor allem beim Sex!

Es ist das Gesamtbild, das zählt. Dies impliziert auch die Ausstrahlung und die Art, wie sich eine Frau im Bett gibt. Was nützt ein Körper mit Idealmaßen, wenn sich dahinter ein unsicheres Pflänzchen verbirgt? Vollweiber sind gefragt, die wissen, was sie tun, gekonnt geben und bewusst nehmen.

Ihr Mantra sollte also lauten: Ich bin unglaublich sexy, jede Partie meines Körpers ist das, jede Bewegung, jedes Wort, das ich ihm in die Ohren hauche, und alles andere auch. Ich bin eine Liebesgöttin.

Darüber hinaus bringt es Männer um den Verstand, wenn sie nicht gleich alles zu sehen bekommen. Sie genießen es, wenn ihre Fantasie angeregt wird und beispielsweise ein schmaler Streifen Stoff Klitoris oder Anus verdeckt.

Dazu gesellen sich bestimmte Vorlieben, was die Intimrasur anbelangt: Einige stehen auf einen komplett rasierten Intimbereich, die anderen flippen bei einem schmalen Landestreifen aus. Wildwuchs kommt in der Regel nicht wirklich an und hat schon bei dem einen oder anderen für einen »Hänger« gesorgt. Schön gestutzt sollte Ihr Schamhaar also auf jeden Fall sein – und es leckt sich auch einfach besser, wenn die Schamlippen haarfreie Zone sind.

GUTER SEX DURCH SELBSTLIEBE

Erotik zu erleben, ohne Liebe für das Gegenüber zu empfinden, ist alles andere als ultimativer Sex, aber durchaus möglich. Unmöglich hingegen ist Erotik ohne Liebe zu sich selbst – das gilt für Frauen ebenso wie für Männer. Die langfristigste Affäre, die man haben kann und vor allem haben sollte, ist die mit sich selbst. Masturbation ist ein Geschenk, das man sich selbst bereiten kann. Sie belebt die Lebensgeister und beschert Tag für Tag neues Vergnügen. Man lernt sich selbst zu lieben, entdeckt den eigenen Körper und löst nebenbei Spannungen. Im Durchschnitt besorgen es sich Frauen einmal die Woche selbst. Dabei kommen 95 Prozent zum Orgasmus. Sind das nicht schöne Aussichten?

Die weibliche Anatomie

Das weibliche Geschlecht ist ein Faszinosum. Es ist der Ursprung der Welt, wie es einst der berühmte Maler Gustave Courbet (1819–1877) nannte. Er hat ihm vor lauter Begeisterung ein lebensgroßes Bild gewidmet, das für große Aufregung in der Gesellschaft sorgte. Doch nicht nur Courbet war von der wunderschönen Gestalt dieses weiblichen Körperteils in den Bann gezogen, das sich erst richtig offenbart, wenn die Beine gespreizt sind und die Schamlippen den Blick auf die pochende Blüte gewähren.

Die weibliche Anatomie ist äußerst kompliziert und einige Lustzentren liegen im Verborgenen. Sichtbar ist die Vulva. An den Venusberg, der sich v-förmig zwischen den Lendenknochen erhebt, schließen die äußeren Schamlippen an. Darunter befinden sich die inneren Schamlippen, die sich zeigen, wenn man die Äußeren etwas öffnet. Die Lippen variieren bei jeder Frau in Form und Größe: Es gibt große, fleischige und kleine verhaltene – sie alle sind wunderschön. Im Erregungszustand füllen sich die kleinen Schamlippen mit Blut und schwellen dadurch an. Auch ihre Farbe wird rötlicher, da die Haut hier sehr dünnwandig ist.

Weil die Klitoris besonders empfindsam ist, verschafft sie Frauen bei Stimulation ein unvergleichliches Wonnegefühl. Sie wird von einem Schutzhäutchen bedeckt und ist an der Spitze der Vagina. Schiebt man das Häutchen etwas zurück, offenbart sich ein rundes Kügelchen, das Teil des etwa zehn Zentimeter langen Organs ist. Die Klitoris setzt sich im Körperinneren fort und füllt sich mit Blut, sobald sie stimuliert wird. Dann wird sie hart und ihre Empfindlichkeit steigert sich. Im Gegensatz zu den anderen weiblichen Organen besteht ihre Aufgabe lediglich darin, der Frau Lust zu spenden.

Ein weiteres Lustzentrum ist der berühmt-berüchtigte G-Punkt. Viele Frauen wissen nicht genau, wo er sich finden lässt. Wenn Sie es genau wissen wollen, führen Sie Ihre Finger oder einen Finger in Ihre Scheide ein und tasten sich vorsichtig nach oben. Sobald Sie auf eine leicht nach außen gewölbte und schwammige Stelle treffen, haben Sie ihn gefunden.

Der Muskelschlauch im Körperinneren ist etwa zehn Zentimeter lang und wird »Vagina« genannt. Dringt der Partner mit seinem Penis in Sie ein, ziehen sich die Muskeln zuerst zusammen und umschließen sein Gemächt. Allerdings dehnt sich die Vagina aufgrund ihrer Flexibilität im Laufe des Geschlechtsakts fortwährend weiter aus. Um die Kontraktion während des Geschlechtsaktes zu intensivieren, gibt es einige Mittel und Tricks. Sie können beispielsweise Ihre Finger in die Scheide einführen und so Ihre Lustpforte enger machen (siehe S. 132).

Eine weitere Stelle Ihres Unterleibs, die empfänglich für Berührungen aller Art ist, ist der Damm. Er befindet sich zwischen Schei-

denöffnung und Anus. Daneben kann auch die Stimulation des
Anus mit Zunge, Penis oder Fingern für sexuelle Höhenflüge sorgen, die in einen Orgasmus münden. Auch hier gilt: Gewusst, wie!

Nicht zu vergessen sind die Brüste. Berührungen der Nippel
und des Brustgewebes sind nicht nur sehr angenehm, sondern
können auch zum Orgasmus führen. Wissenschaftler haben her-
ausgefunden, dass durch ihre Stimulation dieselben Hirnareale aktiviert werden, die auch bei einer Reizung der Klitoris aktiv sind.
Widmen Sie also auch diesen beiden Liebeshügeln Ihre Aufmerksamkeit.

Ihr Extravergnügen

So individuell jede Frau ist, so individuell sind auch die Dinge,
die sie antörnen. Wie beim Sex mit dem Partner gilt: Alles kann,
nichts muss!

Wichtig ist allerdings, dass man sich wohlfühlt, sich selbst be-
gehrt und die Selbstbefriedigung nicht als Trockenübung für den
Sex mit dem Liebsten angesehen wird. Sich wie auf Befehl ins Bett
zu begeben und mit den Fingern loszulegen ist absolut unerotisch.
Man sollte nur Hand anlegen, wenn man wirklich Lust dazu hat.
Das kann nach einem feuchten Traum sein, während man ein Buch
liest, das unseren Körper und Geist in Wallung bringt, oder irgend-
ein anderer Stimulus, der Sie erregt. Wo Sie sich der Selbstliebe
widmen, bleibt dabei Ihnen überlassen. Suchen Sie den Kick in
halb öffentlichen Räumen oder im heimischen Schlafzimmer.

Vergessen Sie nicht, dass auch eine Soloeinlage ein erotisches
Spiel ist – nur eben mit sich selbst. Verführen Sie sich, egal, ob mit
einem Porno, sexy Dessous, einem aphrodisierenden Duft, sinnlicher Musik oder einer anregenden Vorstellung. Schenken Sie sich
und Ihren Bedürfnissen Ihre volle Aufmerksamkeit. Genießen Sie

es, wie Ihre Finger Ihren Körper entdecken, über die Haut streichen, Sie den Mund lustvoll öffnen, ein Seufzen herausströmt, Sie an Ihrer Haut lecken, die Nippel steif werden und das Blut in Ihre Genitalien schießt. Sie müssen niemandem imponieren – was Sie generell auch im Bett bei Ihrem Partner nicht müssen!

Ziel ist dabei auch nicht der Orgasmus, obwohl es natürlich fabelhaft ist, wenn er wie ein Feuerwerk ausbricht und sich Ihre Scheidenmuskeln danach zusammenziehen. Lassen Sie sich einfach Zeit und genießen Sie den Moment! Der Rest kommt von ganz alleine – manchmal etwas schneller und andere Male etwas langsamer. Wenn Sie sich auf das Solospiel einlassen, werden Sie überrascht sein, wie Ihr Körper auf bestimmte Berührungen an verschiedenen Stellen reagiert.

Es gibt unterschiedliche Positionen, Techniken und Hilfsmittel, die sich anwenden lassen, um sich der ureigenen Sinnlichkeit hinzugeben. Welche das sind, erfahren Sie auf den nachfolgenden Seiten.

Sanfte Verführung

Bearbeiten Sie nicht sofort Ihre Klitoris oder Ihre Vagina. Steigern Sie die Sensibilität Ihres gesamten Körpers, indem Sie sich sanft streicheln und mit Federn oder einem Seidentuch Ihre erogenen Zonen berühren. Kreisen Sie um Ihre Scham oder Ihre Brüste und zögern Sie den Hauptakt etwas heraus. Sehen Sie sich dabei an und genießen Sie jede Berührung. Beobachten Sie, wie sich Ihre feinen Körperhärchen aufstellen und sich Ihr Brustkorb sinnlich nach oben wölbt. Spüren Sie, wie der Saft aus Ihrer Vagina rinnt und wie sich wohltuende Wärme in Ihrem Unterleib ausbreitet. Wenn Sie es kaum noch aushalten und Ihr Verlangen unstillbar geworden ist, leiten Sie die nächste Stufe ein und widmen sich Ihren Lustzentren.

Die Klitoris zum Kochen bringen

Legen Sie sich breitbeinig hin und ziehen Sie die Beine an. Sie können sich auch auf den Bauch legen oder knien. Sofern Sie Ihre Süße mit den Händen erreichen, sind alle Stellungen möglich. Dann stimulieren Sie die Klitoris mit Ihren Fingern. Sie können entweder sanft um ihren Rand streichen oder sie direkt mit Auf- und Abwärtsbewegungen verwöhnen. Den Druck können Sie nach Belieben steigern. Verwenden Sie etwas Speichel, Massageöl oder ein Gleitgel, so werden die Berührungen noch angenehmer. Wenn Sie sehr feucht sind, können Sie auch Ihren Liebessaft einsetzen. Gleichfalls können Sie die Klitoris zwischen den gestreckten Zeige- und Mittelfinger nehmen und sie damit leicht drücken oder mit den Fingerkuppen des Zeige- und Mittelfingers sanft auf sie klopfen. Darüber hinaus ist es auch sehr angenehmen, die Klitoris indirekt zu reizen, indem man das kleine Häutchen, das sie bedeckt vor- und zurückschiebt. Hören Sie auf Ihren Körper und passen Sie Ihre Bewegungen, deren Intensität und Rhythmus Ihren individuellen Bedürfnissen und Ihrer momentanen Stimmung an.

Außerdem können Sie sich auch an einem Gegenstand befriedigen. Hierfür legen Sie sich am besten auf den Bauch und reiben sich beispielsweise an Ihrer Hand oder einem Kissen, das Sie zwischen die Beine pressen. Wenn Sie Ihre Oberschenkel- und Gesäßmuskulatur kurz vor dem Orgasmus anspannen, zieht sich Ihr Vaginalmuskel noch mehr zusammen und der Höhepunkt wird intensiver.

Zusätzlich können Massagegeräte (siehe S. 103) eingesetzt werden, die Ihre Klitoris stimulieren. Am besten eignen sich solche aus einem weichen Material mit kraftvoll sinnlichen Vibrationen. Die Auswahl ist hier groß.

Unter der Dusche oder in der Badewanne lassen sich Duschköpfe wunderbar zu klitorisstimulierenden Gerätschaften umfunk-

tionieren. Wichtig ist dabei, dass sich Ihre Klitoris nicht im Badewasser befindet. Drehen Sie einfach den Strahl komplett auf und
massieren Sie mit ihm Ihre Liebesknospe. Gleitmittel brauchen Sie
hier nicht.

Überreizen Sie jedoch die Klitoris nicht und widmen Sie sich
auch anderen erogenen Stellen wie Ihren Brüsten oder der Vagina.

Die Vagina verwöhnen

Um Ihre Vagina zu befriedigen, führen Sie einen oder mehrere
Finger in die Scheide ein. Sie können dabei entweder Zeige- und
kleinen Finger auf die Schamlippen legen und Mittel- sowie Ring-
finger in die Höhle der Lust eindringen lassen, oder die Handfläche auf dem Venushügel ablegen und Zeige- und Mittelfinger einführen. Wenn Ihnen das nicht genug ist, können auch Ring- und
kleiner Finger involviert werden. Führen Sie dann die Finger abwechselnd vor und zurück. Durch die Handfläche stimulieren Sie
gleichzeitig die Klitoris und die Schamlippen.

Die Vagina lässt sich nicht nur durch Ihre Finger in Wallung
versetzen. Vibratoren, Dildos oder anderes Spielzeug (siehe S. 103)
sind wunderbare Hilfsmittel – probieren Sie es aus!

Den Anus beflügeln

Anus-Massagen können unfassbar schöne Gefühle auslösen, wenn
man es zulässt. Massieren Sie hierfür Ihre Rosette mit leichtem
Druck, der je nach Belieben zunehmen darf. Ihrer Fantasie sind wie
immer keine Grenzen gesetzt. Sie können mit den Fingern klopfen,
reiben, drücken usw. – ganz wie es Ihnen guttut und gefällt. Wer
es genau wissen will, führt einen oder mehrere Finger in den After
ein. Für die anale Stimulation gibt es auch spezielle Toys, die etwas dünner sind als Vibratoren oder Dildos. Wer mag, kann einen

Anal-Plug einführen und gleichzeitig die Vagina stimulieren – das ist doppelt sinnlich.

Verwenden Sie auf jeden Fall Gleitgel, da Schließmuskel und Darmwände sehr empfindlich sind. Generell ist auf äußerste Hygiene zu achten, da ansonsten pathogene Keime aus der Analregion in die Vagina gelangen und dort zu Infektionen führen können.

Die Brüste liebkosen

Verwöhnen Sie sich! Streichen Sie leicht mit den Fingerkuppen oder einem Massagegerät über Ihre Brüste, rollen und kneifen Sie Ihre Nippel, befeuchten Sie Ihre Finger mit etwas Speichel oder Gleitgel und fahren Sie sanft über die Nippel. Geben Sie wohlduftendes Massageöl auf Ihre Brüste und massieren Sie es ein, umfassen Sie Ihre Brüste mit Ihren Händen und kneten Sie diese je nach Gusto sanft oder kräftig durch. Darüber hinaus können Sie Nippelklammern (Siehe S. 110) benutzen, wenn Sie es etwas heftiger bevorzugen. Probieren Sie aus, was Ihnen gefällt!

SAFER SEX UND VERHÜTUNG

Ultimativer Sex bedeutet komplette Hingabe. Sind Verhütung und Schutz vor Krankheiten geregelt, steht dem Sich-gehen-Lassen nichts mehr im Weg.

Safer Sex wird meistens nur als Schutzmaßnahme vor AIDS angesehen, allerdings gibt es eine Reihe weiterer durch Sex übertragbarer Krankheiten: Syphilis, Tripper, Feigwarzen, Pilzinfektionen oder Chlamydien sind nur eine Auswahl jener Krankheiten, die man sich beim Sex einfangen kann. Viele dieser Erkrankungen machen sich erst im fortgeschrittenen Stadium anhand von Beschwerden bemerkbar. Setzen Sie deshalb wie bei der Verhütung auch hier auf Vorsorge! Safer Sex bietet Schutz und ist bei Geschlechtsverkehr außerhalb monogamer Beziehungen ein absolutes Muss.

Mit Safer Sex die Gesundheit schützen

Die schönste Nebensache der Welt birgt Krankheitsrisiken, die man sich stets vor Augen halten sollte. Geschlechtskrankheiten werden durch Bakterien, Viren, Pilze oder Parasiten ausgelöst. Die Zahl der Infektionen mit Geschlechtskrankheiten zeigt eine steigende Tendenz. In Westeuropa geht man jährlich von 17 Millionen Neuinfektionen aus. Wer umfassend über Gefahren, Risiken und Übertragungswege informiert ist, kann sich davor schützen. Dabei ist die Verwendung eines Kondoms das empfohlene Mittel der Wahl. Nachfolgend erhalten Sie einige wissenswerte Informati-

onen über die häufigsten Geschlechtskrankheiten. Bei Verdacht auf
eine Infektion sollten Sie sofort einen Arzt aufsuchen, der Ihnen
eine entsprechende Behandlung verschreiben wird.

Virale Infektionen

Viren gelangen über verschiedenste Wege in unseren Organismus,
befallen gesunde Zellen und breiten sich aus. Ungeschützter Sex
ermöglicht es ihnen, über die Schleimhäute oder den Blutkreislauf
in unseren Körper einzudringen, wo sie schlimme Schäden verursachen können. Zu den gängigsten sexuell übertragbaren Virusin-
fektionen zählen Feigwarzen, Hepatitis B, Herpes, HIV und AIDS
sowie Zytomegalie.

Feigwarzen: Der medizinische Terminus für Feigwarzen heißt
Condylomata accuminata bzw. Kondylome. Sie breiten sich zwei
bis vier Wochen nach Ansteckung (häufig auch erst mehrere Monate später) im Intimbereich aus und werden durch humane Papil-
lomaviren (HPV) verursacht. Feigwarzen sind gutartige, rötlich bis
bräunlich gefärbte Hautwucherungen. Bei Frauen zeigen sie sich
an Scheideneingang, Schamlippen, Gebärmutterhals, After oder
im Enddarm. Sie steigern das Risiko für die Entstehung von Ge-
bärmutterhalskrebs. Bei Männern finden sie sich in der Regel an
Penisschaft, Vorhaut, Harnröhrenöffnung, in der Harnröhre sowie
im Analkanal und im Enddarm.

Die Verwendung von Kondomen ist eine sinnvolle präventive
Maßnahme, um sich vor Feigwarzen zu schützen. Allerdings bietet
Safer Sex keinen vollständigen Schutz vor Ansteckung. Wirkungs-
voller ist die HPV-Schutzimpfung. Diese wird im Jugendalter (vor
dem ersten Geschlechtsverkehr) verabreicht.

Besteht bereits eine Infektion, kann diese durch medizinische
Cremes und Gele behandelt werden. Diese werden vom Arzt ver-

schrieben. Darüber hinaus können die Warzen operativ entfernt werden. Außerdem besteht die Möglichkeit, Feigwarzen mittels Kälte- oder Kryotherapie zu vereisen. Daneben dienen auch elektrische Stromstöße (Elektrokauterisation) sowie Lasertherapien der Entfernung der lästigen Warzen.

Genitalherpes: Genitalherpes wird im Fachjargon »Herpes genitalis« genannt. Er wird durch Herpes-simplex-Viren vom Typ 2 (HSV 2) ausgelöst, die über Körperflüssigkeiten übertragen werden. Außerdem kann Herpes simplex 1 (HSV 1), der überwiegend Lippenherpes verursacht, ebenfalls Infektionen im Genitalbereich hervorrufen. Genitalherpes macht sich durch schmerzhafte und juckende Bläschen sowie durch Geschwülste an den Geschlechtsorganen bemerkbar. Infektionen können auch nach dem Abheilen der Bläschen wieder auftreten, da die Viren im Organismus verbleiben.

Genitalherpes wird mit antiviralen Medikamenten therapiert, die entweder in Form von Tabletten eingenommen oder dem Patienten direkt gespritzt werden. Sie verkürzen die Dauer der Erkrankung und lindern die Symptome.

Hepatitis B: Hepatitis umschreibt eine Entzündung der Leber, wobei Leberzellen geschädigt werden, was wiederum zu einer Beeinträchtigung der Leberfunktion führen kann. Auslöser für Hepatitis B ist das Hepatitis-Virus B (HBV), das vor allem beim Geschlechtsverkehr übertragen wird. Aber auch Hepatitis D ist sexuell übertragbar. Infektionen mit diesem Virus treten allerdings nur bei Patienten auf, die bereits mit HBV infiziert sind.

Spätestens sechs Monate nach der Infektion kommt es zu Kopf- und Gliederschmerzen, Durchfall, Appetitlosigkeit, Abgeschlagenheit und Gelbsucht.

Für akute Hepatitis B existiert keine spezifische Therapie. In der Regel legt sich die Infektion von selbst. Bettruhe ist die einzige Möglichkeit, der Erkrankung zu trotzen. Darüber hinaus wird empfohlen, auf sämtliche Nahrungsmittel und Medikamente zu verzichten, die die Leber belasten.

Verläuft die Infektion chronisch, werden verschiedene Medikamente wie Interferon Alpha, Peginterferon Alpha 2a sowie Antivirenmittel eingesetzt. Bei einer akuten oder besonders heftigen, chronischen Hepatitis B kann es zum Leberversagen kommen. In diesem Fall ist eine Lebertransplantation unumgehbar.

HIV und AIDS: Das Humane Immunschwäche-Virus (HIV) ist lebensbedrohlich, da es vor allem das Immunsystem attackiert. Erst wenn die Abwehr nachhaltig geschwächt ist, treten AIDS-definierende Erkrankungen auf. Aufgrund des medizinisch-technischen Fortschritts gibt es inzwischen viele Möglichkeiten, diesen Status hinauszuzögern, heilbar ist die Krankheit jedoch nicht.

Eine Ansteckung mit dem HI-Virus ist möglich, wenn Vaginalsekret, Sperma, Blut, Muttermilch oder Eiter über Schleimhäute oder offene Wunden in das Blutsystem gelangen.

Zytomegalie: Zytomegalie (auch CMV-Infektion) wird über Schmierinfektion, Organtransplantation, Tröpfcheninfektion oder Geschlechtsverkehr übertragen.

Während einer Schwangerschaft kann das ungeborene Kind damit über die Mutter angesteckt werden. Das Zytomegalie-Virus (CMV) ist bei Betroffenen in allen Körperflüssigkeiten nachweisbar. Infektionen sind für Menschen mit einem starken Immunsystem nicht gefährlich. Für Ungeborene, Neugeborene sowie Betroffene mit einer geschwächten Abwehr bergen sie allerdings Risiken. Zytomegalie-Infektionen gehen mit unspezifischen Symptomen wie geschwollenen Lymphknoten oder leichtem Fieber einher. Aus diesem Grund bleibt die Erkrankung häufig unerkannt.

In der Regel ist bei Patienten mit einer normalen Immunabwehr keine Behandlung notwendig. Bettruhe und körperliche Schonung reichen hier völlig aus. Ansonsten werden antivirale Mittel verordnet. Darüber hinaus werden neuerdings Hyperimmunglobuline (Antikörper) zur Erstbehandlung während der Schwangerschaft verabreicht. Sie verhindern eine Ansteckung des ungeborenen Kindes.

Bakterielle Infektionen

Bakterien zählen im Gegensatz zu Viren zu den Lebewesen, da sie über einen eigenen Stoffwechsel verfügen. Sie machen den Menschen beispielsweise durch ihre anfallenden Stoffwechselprodukte krank, die häufig für den Organismus unverträglich sind. Während des Sex geraten verschiedene Bakterien in den Körper, die Infektionen wie Chlamydien, Syphilis oder Tripper auslösen können.

Chlamydien: Chlamydien-Infektionen werden durch verschiedene Arten der Bakteriengattung *Chlamydia spp.* verursacht. Diese Infektion tritt sehr häufig auf und wird während des Geschlechtsverkehrs an den Partner übertragen. Auch während der Geburt können die Bakterien von der Mutter auf das Neugeborene übertragen werden.

Bei vielen Betroffenen treten Symptome wie Schmerzen oder Brennen beim Wasserlassen und Juckreiz im Intimbereich auf. Frauen und Männer klagen über gelblichen, dünnflüssigen sowie eitrigen Ausfluss im Genitalbereich. Manchmal bleiben Symptome jedoch aus, weshalb die Infektion oft unerkannt bleibt. Wird die Erkrankung nicht behandelt, können bei Frauen schwere Entzündungen entstehen. Außerdem kann es bei Männern wie Frauen zu Unfruchtbarkeit kommen.

Da Chlamydien meist unbemerkt bleiben, ist geschützter Geschlechtsverkehrs sinnvoll. Und da Chlamydien auch über Oralsex übertragen werden, empfiehlt sich auch hier die Anwendung eines Kondoms.

Ist eine Ansteckung bereits erfolgt, können die Bakterien mittels einer Antibiotikakur behandelt werden.

Syphilis: Bei Syphilis (Lues) handelt es sich um eine bakterielle Erkrankung, die hochansteckend und sexuell übertragbar ist. Die Symptome sind sehr unterschiedlich, weshalb die Infektion häufig unbemerkt bleibt. Wird sie nicht behandelt (i. d. R. mit Penicillin), gliedert sich der Krankheitsverlauf in drei Stadien und kann lebensbedrohliche Folgen haben.

- Die ersten Symptome treten gewöhnlich zwei bis drei Wochen nach der Infektion auf. Im ersten Stadium entwickelt sich an der Eintrittsstelle der Bakterien ein kleines Geschwür, das ein klares und hochansteckendes Sekret absondert.
- In der zweiten Phase der Erkrankung kommt es zu nässendem Hautausschlag, von dem meist Handflächen, Fußsohlen und Rumpf betroffen sind. Darüber hinaus treten Müdigkeit, Appetitlosigkeit, Fieber, nächtliche Schweißausbrüche auf. Häufig sind die Lymphknoten angeschwollen. Zunge und Mundhöhle weisen Beläge auf, die Schleimhaut ist verändert. Mit der Zeit legen sich die beschriebenen Symptome und stellen sich etwa zwei bis drei Jahre nach der Infektion komplett ein.
- Das dritte Stadium kann Jahre oder auch Jahrzehnte nach der Infektion einsetzen. Nun werden häufig innere Organe sowie das zentrale Nervensystem, Skelett, Gelenke und Blutgefäße lebensbedrohlich geschädigt. In dieser Phase entwickeln sich verhärtete Knoten (Gummen), die überall im Organismus auftreten können und das umliegende Gewebe zerstören.

Ansteckung droht nicht nur bei ungeschütztem Vaginal- oder Analverkehr, sondern auch bei Oralverkehr und Befriedigung durch die Hand, die Berührung von Syphilis-Geschwüren, Hautausschlag, Wunden, Blut und nässenden Warzen sowie die gemeinsame Verwendung von Sex-Toys.

Bei Verdacht auf Syphilis ist umgehend ein Arzt aufzusuchen. Syphilis-Infektionen müssen nichtnamentlich an das Robert-Koch-Institut gemeldet werden.

Syphilis-Erreger vermehren sich nur langsam. Da Penicillin allerdings Bakterien nur im Vermehrungsstadium eliminieren kann, ist eine Behandlungsdauer von mindestens 10 bis 14 Tagen die Regel. Später verlängert sich die Einnahme sogar noch.

Tripper (Gonorrhoe): Die äußerst unangenehme Geschlechtskrankheit wird durch die Bakterienart *Neisseria gonorrhoeae* (Gonokokken) hervorgerufen. Sie befallen vor allem die Schleimhäute in den Harn- und Geschlechtsorganen und sind sexuell übertragbar (vaginal, anal, oral). Gebärende können zudem das Neugeborene während der Geburt mit den Bakterien infizieren. Das Kind kann in der Folge an einer schweren Bindehautentzündung erkranken, die zur Erblindung führen kann.

Zwei bis drei Tage (manchmal auch später) nach der Ansteckung machen sich meist die ersten Symptome bemerkbar. Diese sind milchiger Ausfluss und Schmerzen beim Wasserlassen. Begleiterscheinung ist oftmals Fieber. Dazu gesellt sich bei Frauen häufig eine schmerzhafte Gebärmutterhalsentzündung, Gonokokken können außerdem Bauchfellentzündungen sowie Entzündungen der Eierstöcke und Eileiter hervorrufen. In der Folge können die Eileiter verkleben, was zu Unfruchtbarkeit führt. Gelangen die Bakterien in die Blutbahn, breiten sie sich im gesamten Organismus aus und verursachen Fieberschübe, Schüttelfrost, Sehnenscheiden- und Gelenkentzündungen sowie Hautveränderungen.

Präventiv können Kondome angewendet werden, allerdings bieten sie keinen vollständigen Schutz. Zu Therapiezwecken dienen Antibiotika. Sie töten die Gonokokken ab. Jedoch ist das Bakterium gegen ältere antibiotische Mittel resistent, weshalb neuere Medikamente notwendig sind. Wird eine Gonorrhoe frühzeitig therapiert, heilt sie in der Regel folgenlos aus.

Hinweis: Es ist dringend notwendig, dass sich auch der Sexualpartner untersuchen und gegebenenfalls therapieren lässt.

Pilzinfektionen

Frauen leiden häufig unter Pilzbefall in der Scheide (Vaginalmykose), der Entzündungen der Vulva und der Scheidenschleimhaut verursacht. Die Infektion wird durch Hefepilze hervorgerufen – ganz weit vorne ist hier Candida albicans. Ein geschwächtes Immunsystem, Stress, Hormonschwankungen, Stoffwechselstörungen und die Einnahme von Medikamenten (z. B. Antibiotika) können den Pilzen die Oberhand verschaffen. Scheidenpilze können auch durch übertriebene und falsche Intimpflege begünstigt werden, da hier die natürliche Scheidenflora aus dem Gleichgewicht gebracht wird. Außerdem fördern zuckerhaltige Lebensmittel wie Süßigkeiten, Obst oder hefehaltige Nahrungsmittel (Brot usw.) die Vermehrung der Pilze.

Schmerzhaftes Brennen in Vulva und Scheide sowie bröckeliger oder cremiger Ausfluss können ein Hinweis auf eine bestehende Pilzinfektion sein. Häufig sind Vulva und Scheide gerötet und geschwollen, der Geschlechtsverkehr ist unangenehm und Wasserlassen wird ebenfalls von Schmerzen begleitet. Typisch sind auch Pusteln und Bläschen im unteren Intimbereich.

Neben der Verwendung eines Kondoms kann ein Vaginalpilz durch richtige und regelmäßige Intimpflege sowie das Tragen von Baumwollunterwäsche (da sie im Gegensatz zu synthetischer Wäsche ausgekocht werden kann) und Maßnahmen, die die Scheidenflora in Balance halten (Milchsäurezäpfchen usw.), vorgebeugt werden.

Manche Pilzinfektionen verschwinden auch ohne Behandlung, sofern die oben genannten Maßnahmen ergriffen werden. Sollten die Symptome nicht nach von alleine verschwinden, kann man auf rezeptfreie Antipilzmittel (Antimykotika) zurückgreifen, die in Apotheken erhältlich sind. Darüber hinaus sind Vaginal-Antiseptika hilfreich, die den Wirkstoff Povidon-Jod enthalten. Tritt eine Pilzinfektion im Genitalbereich mehrmals im Jahr auf, sind andere Grunderkrankungen möglich. Dann sollte man unbedingt einen Arzt aufsuchen, eine vollständige Heilung bietet in den meisten Fällen eine orale Antipilztherapie, die über sechs Monate erfolgt.

Safer-Sex-Regeln

- Monogamie ist der beste Schutz vor HIV und anderen sexuell übertragbaren Krankheiten, wenn keiner der Partner bereits infiziert ist.
- Gleitmittel beugen Verletzungen der Scheidenschleimhaut vor. Vor allem beim Analsex sollten sie eingesetzt werden, um Einrisse der empfindlichen Darmschleimhaut sowie des Afters zu vermeiden.
- Sex-Toys sollten nur von einem Sexualpartner benutzt werden. Reinigen Sie das Spielzeug nach jedem Gebrauch sorgfältig und sachgerecht. Ebenso empfiehlt es sich, Toys mit einem Kondom versehen zu verwenden.
- Warzen, Bläschen und Geschwüre im Intimbereich sollten umgehend vom Arzt behandelt und nicht berührt werden.

Parasitenbefall

Neben Bakterien, Viren und Pilzen können auch Parasiten sexuell übertragen werden und verschiedene Krankheiten auslösen. Zu nennen sind hier Filzläuse, Scabies (Krätze) und Infektionen mit Trichomonaden.

Auch in diesen Fällen ist ein Arzt aufzusuchen, der die Infektionen mit entsprechenden Arzneien behandelt. In der Regel sind diese Erkrankungen vollständig heilbar.

Der richtige Umgang mit Kondomen

Kondome sind ein sicheres Mittel, um sich vor sexuell übertragbaren Krankheiten zu schützen. Sie können nicht nur für anale sowie vaginale Praktiken angewendet werden, sondern erfüllen auch bei manuellen sowie oralen Techniken durchaus ihren Zweck.

Häufig werden sie als Lustkiller bezeichnet. Das müssen sie jedoch gar nicht sein. Wenn Sie Ihrem Partner beim Überstreifen behilflich sind und dem Ganzen damit etwas Schönes abgewinnen, kann das sehr erotisch werden. Sie können das Kondom auch mit dem Mund abstreifen, wenn Sie dem Safer Sex eine besonders heiße Note verleihen möchte. Außerdem macht es Sinn, Kondome griffbereit zu haben, wenn man mit einem sexy Schäferstündchen rechnet. Verwahren Sie Pariser deshalb am besten im Nachtkästchen auf. Die Hosentasche empfiehlt sich nicht wirklich, da Gummis hitzeempfindlich sind. Wenn Sie nachfolgende Regeln im Hinterkopf behalten, sind Sie auf der sicheren Seite und können ohne Hemmungen lieben.

Trockene Kondome sind gut für Oralverkehr geeignet, während feuchte optimal für Anal- und Vaginalverkehr sind, da fetthaltige Gleitmittel Latex-Kondome beschädigen können. Oder Sie greifen auf Gleitmittel auf Wasserbasis zurück. Lesen Sie zusätzlich die Produktangaben, um ganz sicherzugehen. Auch medizinische Salben können Kondome beschädigen. Daneben macht auch Hitze den Gummi porös. Bewahren Sie Kondome deshalb außerhalb der Sonne und fern von Wärmequellen (z. B. Heizung) auf.

Achten Sie außerdem immer auf Qualität. Qualitätskondome sind mit einer CE-Kennzeichnung versehen. In der Packungsbeilage erhalten Sie nähere Informationen über das jeweilige Qualitätssiegel. Verzichten Sie auf sogenannte Spaßkondome in lustigen Formen – sie sind gewöhnlich nicht sicher!

Darüber hinaus sind Kondome nicht unbegrenzt verwendbar. In der Regel sind Präservative bis zu fünf Jahren haltbar. Automatenware kann überaltet sein, kaufen Sie deshalb Ihre Pariser am besten in der Apotheke oder im Drogeriemarkt.

So wird ein Kondom verwendet

- Packung seitlich aufreißen und das Kondom vorsichtig herausnehmen, um es nicht zu beschädigen.
- Das Reservoir mit Daumen und Zeigefinger zusammendrücken und das Präservativ über den Penis streifen.
- Spaß haben.
- Nach dem Ejakulieren den Penis langsam aus der Vagina oder dem Anus der Liebsten ziehen und dabei den Gummiring des Kondoms am Penisansatz festhalten.
- Dann ab damit in den Mülleimer. (Einpacken, vor allem wenn Kinder im Haushalt sind.)

Empfängnisverhütung gegen unerwünschten Familienzuwachs

Wer keinen Nachwuchs plant, dem steht eine ganze Palette an Methoden zur Empfängnisverhütung zur Verfügung. Das gewählte Verhütungsmittel sollte dabei zu den Bedürfnissen und zur Lebenssituation passen. Außerdem sollten bei der Wahl Vor- und Nachteile der jeweiligen Methode genau abgewogen werden. Ärzte und Ärztinnen sowie Berater und Beraterinnen in speziellen Beratungsstellen können bei der Wahl der passenden Methode helfen. Nachfolgend werden einige Verhütungsmethoden vorgestellt.

Diaphragma: Wird kurz vor dem Geschlechtsverkehr in die Scheide eingeführt und vor dem Muttermund platziert. Die zusätzliche Anwendung von spermienhemmenden Gels wird empfohlen. Bei richtigem Gebrauch ist es ein sicheres Verhütungsmittel, das keine Nebenwirkungen mit sich bringt. Ein Diaphragma ist nicht verschreibungspflichtig und in Apotheken erhältlich.

Dreimonatsspritze: Der Anwenderin wird von der Frauenärztin Gestagen injiziert, das den Eisprung hemmt und das Vordringen der Spermien in die Gebärmutter verhindert. Auch hier ist der Verhütungsschutz sehr hoch und hält bis zu drei Monate an, dann muss die Prozedur wiederholt werden. Mögliche Nebenwirkungen sind Gewichtszunahme, Zwischenblutungen, Depressionen, Kopfschmerzen und Nervosität.

Hormonimplantat: Verhindert den Eisprung und hemmt das Vordringen der Spermien in die Gebärmutter. Hormonimplantate bieten eine hohe Verhütungssicherheit, die bis zu drei Monate anhält. Die Verwendung muss mit dem Arzt abgeklärt werden und wird von diesem verschrieben. Nebenwirkungen sind nicht selten, typisch sind Gewichtszunahme, sexuelle Unlust, Akne, Spannungsgefühle in den Brüsten, Übelkeit und Erbrechen sowie Kopfschmerzen.

Hormonspirale: Hemmen den Aufbau der Gebärmutterschleimhaut. Sie erschweren den Spermien das Vordringen in die Eizelle. Sie werden vom Frauenarzt eingesetzt und bieten über mehrere Jahre großen Empfängnisschutz. Die Regel wird gewöhnlich schwächer, tritt unregelmäßig auf und bleibt in manchen Fällen sogar komplett aus. Bei letzterem Fall liegen dann nur schwache Schmierblutungen vor, die kurze Zeit anhalten. Dieses Verhütungsmittel ist in erster Linie für Frauen geeignet, die bereits ein Baby geboren haben.

Kondom: Bei richtiger Anwendung (siehe S. 42/43) in jedem Fall empfehlenswert, da es zusätzlich vor Krankheiten schützt. Bei Latex-Allergien sollte man auf latexfreie Kondome zurückgreifen, sonst keine Nebenwirkungen.

Kupferspirale: Indem die Spirale einen Dauerreiz auf die Gebärmutter ausübt, verhindert sie das Einnisten einer befruchteten Eizelle. Darüber hinaus soll das Kupfer die Beweglichkeit der Spermien negativ beeinträchtigen. Kupferspiralen gewährleisten in der Regel einen hohen und langfristigen Schutz. Schwangerschaften kommen in Ausnahmefällen vor, hier ist die Gefahr einer Fehlgeburt groß. In der ersten Zeit nach dem Einsetzen können Entzündungen im Beckenraum auftreten. Menstruationsschmerzen sowie die Stärke der Blutung werden intensiviert. Die Spirale wird vom Frauenarzt eingesetzt.

Natürliche Verhütungsmethoden: Die Messung der Basaltemperatur (Körpertemperatur nach dem Aufwachen) oder das Untersuchen des Zervixschleims bedürfen viel Erfahrung und einer guten Körperwahrnehmung. Während der fruchtbaren Tage ist eine zusätzliche Verhütung beispielsweise durch ein Kondom nötig.

Pille: Verhindert den Eisprung und macht so bei richtigem Gebrauch eine Befruchtung vom ersten Tag der Anwendung an unmöglich. Wird vom Arzt verschrieben, muss täglich zur gleichen Zeit eingenommen werden. Nebenwirkungen sind unter anderem Übelkeit, Erbrechen, Gewichtszunahme und sexuelle Unlust. Bei Raucherinnen steigt das Risiko für Blutgerinnsel.

Sterilisation: Kann bei beiden Geschlechtern durchgeführt werden. Bei Frauen werden durch einen operativen Eingriff die Eileiter durchtrennt, verödet oder abgeklemmt. Bei Männern werden die Samenleiter mit Chips verschlossen oder gekappt. Diese Verhütungsmethode ist endgültig und sollte erst nach Abschluss der Familienplanung in Erwägung gezogen werden.

Vaginalring: Gibt niedrig dosierte Gestagene und Östrogene an die Anwenderin ab. Diese Kombination erlaubt es Spermien nicht, in die Gebärmutter vorzudringen. Darüber hinaus wird der Eisprung verhindert. Vaginalringe passen sich jeder Scheide an und gewährleisten einen sicheren Verhütungsschutz, der bis zu drei Wochen anhält. Nebenwirkungen sind Scheidenentzündungen, Kopfschmerzen, Ausfluss sowie eine erhöhte Thrombosegefahr. Vaginalringe sind verschreibungspflichtig, sie werden von der Anwenderin selbst eingesetzt.

Pille danach: Die »Pille danach« kann nach ungeschütztem Geschlechtsverkehr zur Empfängnisverhütung gebraucht werden – je eher, desto besser. Je nach Präparat ist eine Einnahme von drei bis fünf Tagen nach dem Geschlechtsverkehr möglich. Es verschiebt den Eisprung. Das bedeutet, bereits eingedrungene Spermien können die Eizelle nicht mehr befruchten. Nach dem Eisprung ist die »Pille danach« wirkungslos, Gleiches gilt für eine bereits bestehende Schwangerschaft. Sie ist keine Dauerlösung zur Verhütung und sollte deshalb nur in Ausnahmefällen gebraucht werden.

TEIL 2

Das Liebesspiel in fünf Akten

Tief durchbebe das Weib im innersten Marke die Wollust,
und es erfreue den Mann gleiches Entzücken mit ihr.

Ovid: Ars amatoria (um 1 v. Chr.)

Man erwacht am frühen Morgen, die behagliche Sonne streichelt Haut und Haar und löst ein leises Seufzen aus. Die eigenen Hände wandern von den Schultern über die rosigen Brustwarzen, die sich nach der zarten Berührung versteifen und deren Nippel sich begierig dem Himmel entgegenrecken, hinab in den Schoß, berühren die pochende Klitoris, der Unterleib beginnt zu kribbeln und ein warmer Strom durchflutet von dort aus den gesamten Körper. Die Muschi wird klatschnass und der süße Saft rinnt aus dem klaffenden Spalt.

Genau hier setzt die Fantasie ein, deren Nährboden eine erotische Grundstimmung ist. Beim Sex mit einem Partner verhält es sich ähnlich, auch in diesem Fall wird das Liebesspiel von Fantasien bestimmt, die nur ungestört fließen können, wenn der Kopf frei ist. Zwar können bestimmte Techniken, Kniffe oder Hilfsmittel die Lust steigern und das sexuelle Erlebnis erhöhen, aber wenn Sie nicht im Hier und Jetzt sind, hilft das alles nichts.

Nicht der eigentliche Geschlechtsverkehr markiert den Beginn des Liebesspiels. Genauso wenig endet es mit dem Höhepunkt. Es fängt lange vorher an: Wenn Sie alleine sind und sich nach seiner Berührung verzehren oder eine prickelnde Nachricht von ihm erhalten. Ultimativer Sex ist wie ein Drama, das sich langsam aufbaut. Jeder Akt beschreibt einen spezifischen Handlungsstrang und am Ende ist die Seele geläutert.

Bühne frei: Schreiten Sie zur Tat und spielen Sie die folgenden fünf Akte durch!

DEN INNEREN MONOLOG ABSTELLEN

Von der Kunst der Verführung

*Selbst ein in ihren Augen uninteressanter Mann hätte
sie allein dadurch erobert, dass er ihr verfiel, dass ihr
weiblicher Dunstkreis ihm den Verstand umnebelte
und ihn haltlos werden ließ. Diese natürliche
Macht der Frau zu erleben, hatte sie berauscht.*

LEA SINGER: *WAHNSINNS LIEBE*

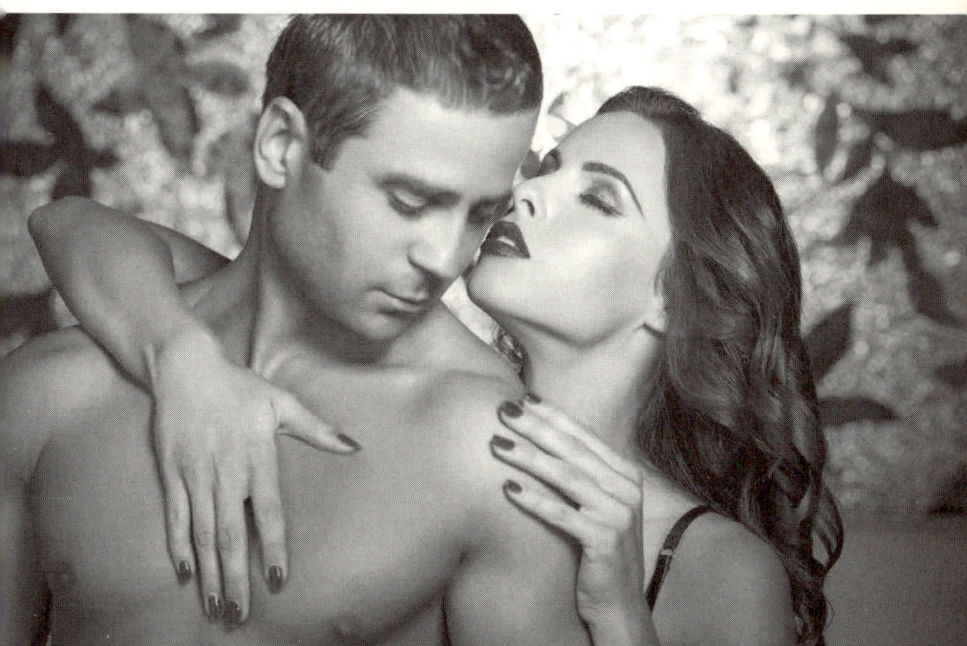

Der Beginn des Liebesspiels wird mit einer sensationellen Ouvertüre eingeläutet. Der Klang der Fanfare lässt auf atemberaubende Nächte und sinnliche Berührungen hoffen. Der erste Akt des Schauspiels steht dabei ganz im Zeichen der Verführung. Diese will gelernt sein.

Es ist aufregend, Männer so um den Verstand zu bringen, dass sie nicht mehr denken können und ihr innerer Monolog abgestellt ist. Da spielt es keine Rolle, ob es sich um den festen Partner oder um eine neue Eroberung handelt.

Atmen Sie kurz durch und dann raus auf die Bretter, die die Welt bedeuten.

Programmvorschau

Liefern Sie ihm eine freche Vorschau für das, was ihn erwartet. Nehmen Sie kein Blatt vor den Mund und berichten Sie ihm offen und ehrlich über Ihre Fantasien. Das bedeutet nicht, dass Sie ihm alles preisgeben sollten, aber skizzieren Sie es und gehen Sie hier und da ins Detail. Ihm wird nicht nur der Atem stocken, sondern sein Kopfkino wird dabei mächtig in Gang kommen.

Zeigen Sie ihm, dass Sie eine erfahrene Frau sind, für die Sex ebenso selbstverständlich ist wie Essen oder Trinken. Stellen Sie ihm offen Fragen, was seine Wünsche sind, und erforschen Sie so, ob Sie überhaupt auf einer sexuellen Wellenlänge sind, falls Sie es mit einer neuen Eroberung zu tun haben. Vielleicht plaudert er auch einige Vorlieben aus, die Sie sich sogleich auf dem inneren Notizzettel notieren können.

Halten Sie sich nicht mit Ihren schmutzigen Gedanken zurück und geben Sie sich authentisch. Männer drehen durch dabei. Sprechen Sie über den letzten Porno, den Sie gesehen haben, oder über Orte, an denen Sie es gerne treiben möchten. Erzählen Sie, was auch immer Ihnen vorschwebt. Sie werden sehen, ob er Sie dann genau dort nehmen wird oder nicht. Riskieren Sie es, Sie haben nichts zu verlieren.

Sie können auch in einem Nebensatz erwähnen, dass Sie gerade kein Höschen tragen. Ihm wird die Kinnlade herunterfallen. Vielleicht haben Sie auch ein gemeinsames Codewort, das ausdrückt, dass einer von ihnen im Moment besonders scharf ist. Hauchen Sie es ihm ins Ohr oder schieben Sie ihm einen Zettel mit dem Codewort rüber – kommentarlos.

Schreiben Sie ihm untertags eine prickelnde SMS oder schicken Sie ein sexy Bild von sich, wenn er gerade in der Arbeit ist und alles, nur nicht das erwartet. Halten Sie sich kurz dabei. Männer lesen keine Romane. Schildern Sie ihm knapp, was Sie in diesem Moment gerne mit ihm anstellen möchten.

Zuckerbrot und Peitsche

Aussichten geben und ihm damit Vorfreude bescheren ist wunderbar. Das heißt aber nicht, dass Sie diese auch brav erfüllen müssen – zumindest nicht gleich. Sie fühlen sich nicht gut dabei, etwas zu versprechen und dann nicht einzuhalten? Pustekuchen! Willst du was gelten, mach dich selten! Natürlich sollten Sie das nicht überreizen und wochenlang so exerzieren, aber geben Sie ihm ruhig ab und zu einen Korb. Männer wollen jagen und es befriedigt sie langfristig nicht, wenn sich die Beute mit dem Apfel im Mund zu ihren Füßen legt.

Besonders bei einer neuen Eroberung gilt: Geben Sie seiner Bitte, mit ihm die Nacht zu verbringen, nicht immer gleich nach. Küssen Sie ihn nochmals leidenschaftlich zum Abschied und setzen Sie sich dann alleine ins Taxi nach Hause. Geben Sie ihm abwechselnd Distanz und Nähe. Kleiden Sie sich auch nicht bei jeder

Verabredung wie ein Vamp. Kommen Sie einmal leger, dann züchtig und plötzlich wieder in hohen sexy Hacken und einer engen Röhre. Schlagen Sie ihm nicht gleich Hunderte Dinge vor, die Sie gemeinsam beim nächsten Date erleben können. Geben Sie ihm Raum und Gelegenheit, sich etwas für Sie einfallen zu lassen. Lassen Sie ihn Mann sein! Das ist kein antiemanzipatorischer Ansatz, sondern ergibt sich aus einem tiefen Verständnis der Evolution. Die Natur hat es so eingerichtet, dass das Männchen um das Weibchen wirbt und nicht andersherum. Denken Sie daran, wenn Sie beim nächsten Mal wieder zu euphorisch sind und alles selbst in die Hand nehmen wollen.

Seien Sie unberechenbar! Werfen Sie ihm Zucker vor die Füße und seien Sie liebevoll, dann packen Sie die Peitsche wieder aus und beginnen mit Ihrem Rückzug, um sich daraufhin wieder zu öffnen. Das ist es, was Männer süchtig nach einer Frau macht. Warum denken Sie, laufen Ihnen immer die Männer hinterher, auf die Sie kein Auge geworfen haben? Genau deshalb! Drehen Sie den Spieß also um und wenden Sie diese Strategie bei den Kerlen an, die Ihnen den Kopf verdreht haben. So bekommen Sie sie garantiert.

Dieses Muster lässt sich auch in festen Partnerschaften umsetzen. Quälen Sie Ihren Schatz auf liebevolle Art und Weise und entfachen Sie seinen Eroberungsdrang immer wieder aufs Neue.

Der Sinn dieser Taktik ist, dass ihn die Vorfreude und das damit verbundene Kopfkino glücklicher machen als die sofortige Erfüllung, die sich ihm einfach darbietet. In der Psychologie bezeichnet man dieses Vorgehen mit Bedürfniserweckung. Sie sind damit exklusiv und steigen im Wert.

Berühren Sie Ihren Schatz auch nicht zu oft, wenn Sie ihn anschließend vernaschen wollen. Hier herrscht dasselbe Prinzip vor: Steht die Aussicht auf Sex im Raum, kurbelt das Gehirn die Dopaminproduktion an und er wird sich nach Erlösung verzehren, weil sein sexueller Drang bis zur Unerträglichkeit anschwillt.

In seinem Gehirn und im Rest seines Körpers ist dann der pure Wahnsinn los: Das Gehirn kreiert eine Mischung aus Hormonen, die so stark ist, dass sie die volle Kontrolle über ihn ergreift. Seine Libido wird durch Testosteron angeregt und sein Belohnungssystem lässt ihn nur noch an Sex denken. Grund dafür ist, dass im Gehirn Dopamin freigesetzt wird, sobald eine Belohnung zu erwarten ist. Der Botenstoff bestärkt ihn schließlich dabei, seine Begierde zu erfüllen. Dann aktivieren zwei Areale im limbischen System und im Hypothalamus den Parasympathikus. Dieser Nerv sorgt im gesamten Organismus für ein Erregungsgefühl.

Magie von Haltung, Stimme und Duft

Unterschätzen Sie neben all Ihren Gesten und Worten die Macht von Haltung, Duft und Stimme nicht! Sie sind essenziell für das Gelingen eines Flirts. Spielen Sie ihm damit Bälle zu, sodass er ahnen kann, was Sie von ihm möchten. Aber geben Sie sich nicht zu schnell hin. Genießen Sie den Tanz, der von Leichtigkeit und Prickeln genährt wird.

Die richtige Haltung steigert die Attraktivität

Signalisieren Sie Offenheit und Selbstsicherheit. Ein unsicheres und verkrampftes Hascherl ist alles andere als anziehend. Suchen Sie deshalb direkten Augenkontakt und vermeiden Sie es, schüchtern auf den Boden zu starren. Verschränken Sie vor allem nicht Ihre Arme vor der Brust. Das senkt Ihren Attraktivitätsfaktor ungemein. Auch die Beine sollten in eine Position gebracht sein, die Lockerheit und zugleich Anbetungswürdigkeit vermittelt. Wenn Sie Ihre Beine ganz *ladylike* übereinanderschlagen und dabei etwas nach vorne strecken, macht das nicht nur lange Stelzen, sondern lenkt auch seinen Blick auf sie. Bedienen Sie sich aller Signale, die Sie mit Ihrer Körpersprache aussenden können. Nehmen Sie eine aufrechte Körperhaltung ein. Das unterstreicht Ihre Weiblichkeit und Sie setzen ganz nebenbei Ihren verführerischen Po und die schönen Brüste in Szene. Darüber hinaus verleiht es Ihnen Erhabenheit und Anmut. Das wissen Männer zu schätzen.

Eine verführerische Stimme ist die halbe Miete

Unsere Stimme verrät viel über unseren Gemütszustand, aber auch über unseren Charakter. Man kann sie gezielt einsetzen, um damit einen Mann zu erobern. Bereits die Sirenen haben mit ihr so manchen Seefahrer verführt, warum sollten Sie das nicht auch tun?

Wenn Sie mit einer Stimme gesegnet sind, deren Klang und Tonalität angenehm ist, profitieren Sie davon in Sachen erotischer Anziehungskraft. Laut mehrerer Studien werden Menschen zu 55 Prozent intuitiv nach ihrer Körpersprache beurteilt. Gleich danach kommt die Stimme mit ganzen 38 Prozent. Das Gesprochene tritt dabei in den Hintergrund. Das soll jetzt allerdings nicht bedeuten, dass es völlig egal ist, was Sie von sich geben. Achten Sie jedoch darauf, wie Sie es sagen.

Intuitiv senken Männer wie Frauen ihre Stimme, wenn sie ein attraktives Gegenüber vor sich haben, das sie anspricht und erregt. Wir nehmen das unterbewusst wahr. Dahinter steckt eine archaische Intuition. So ist beispielsweise eine tiefe Männerstimme ein Indiz für optimale genetische und hormonelle Qualitäten. Mit der Tiefe der Stimme steigt auch die Hörbarkeit über weite Entfernungen, was sich vor Urzeiten bei der Jagd bewährte, da man sich hier über Rufe mit der Gruppe verständigte und so folglich als erfolgreicher Jäger heimkehrte. Und Erfolg macht bekanntermaßen sexy.

Bei Frauen signalisiert eine tiefere und damit angenehmere Tonlage Selbstsicherheit, die wiederum die verführerische Anziehungskraft und die Attraktivität erhöht. Was sagt uns das? Verkneifen Sie sich mädchenhaftes Piepsen, denn damit werden Sie nicht punkten.

So optimieren Sie Ihre Stimme

- Nehmen Sie bewusst wahr, wie sich Ihre Stimme anhört, wenn Sie sich pudelwohl fühlen. Und versuchen Sie diese Stimmlage auch bei einem heißen Date beizubehalten, selbst wenn Sie nervös sind.
- Senken Sie gegen Satzende die Tonlage, das wirkt selbstsicher.
- Drosseln Sie das Tempo und sprechen Sie ruhig und gelassen. Verführung ist wie Hypnose und hier spricht man bekanntermaßen überaus ruhig, gelassen und mit vielen Pausen.
- Schreien Sie nicht wie eine Furie, wenn Sie in einem Restaurant mit hohem Geräuschpegel sind, sondern sprechen Sie weiterhin normal. So wird er Ihnen automatisch viel aufmerksamer zuhören und näher an Sie heranrücken. Dabei berühren Sie sich wohlmöglich sogar und er kann Ihren verführerischen Duft einsaugen. Womit wir auch schon beim nächsten Punkt angelangt wären: der Magie des Duftes.

Düfte senden unterbewusste Signale aus

Parfums sind das Accessoire der Verführung und der Erotik. Es ist ein Weg, den Göttern zu huldigen. Es impliziert die Möglichkeit der Reinigung und der Schaffung einer angenehmen Atmosphäre. Es verführt zum Konsum. Es weckt Erinnerungen, schärft die Sinne und offenbart den Träger desselben der Welt. Es ist ein elementares Attribut, das den Lauf der Welt nicht verändern kann, aber die Atmosphäre derselben radikal beeinflusst. Die Vorherrschaft des Dufts ist in allen Zivilisationen der Welt präsent. Ein gutes Parfum zu riechen ist eine unbeschreibliche, ganzheitliche und sinnliche Erfahrung.

Darüber hinaus sollten Sie Ihren persönlichen Duft nicht ständig wechseln. Bleiben Sie bei einem, wenn Sie Ihren Liebsten treffen. Er wird das Parfum dann mit Ihnen und langfristig mit den wunderschönen Stunden (dies impliziert auch den Sex), die Sie gemeinsam verbracht haben, assoziieren. Auf Seite 61 erfahren Sie noch mehr Wissenswertes über die aphrodisierende Wirkung von Düften.

Aphrodisiaka als Weg zur Lust

Die Bezeichnung »Aphrodisiaka« bezieht sich auf die aus dem Meer geborene griechische Göttin Aphrodite. Sie war Sinnbild für Schönheit, Liebe und Verführung. Als Aphrodisiakum werden Mittel bezeichnet, die erotisierend wirken und das sexuelle Verlangen schüren.

Im Kamasutra, das im vierten Jahrhundert vor Christus verfasst wurde, aber auch bei dem römischen Gelehrten Plinius dem Älteren (24–79 n. Chr.) finden sich bereits Beschreibungen verschiedenster Substanzen, die eine aphrodisierende Wirkung haben. Aber auch andere Autoren gingen davon aus, dass die Gestalt von Pflanzen und Tieren etwas über deren Wirkung aussagt. Daneben gibt es auch spezifische Düfte oder Substanzen, die eine sexuell stimulierende Wirkung entfalten wie beispielsweise Jasminöl oder das Kuschelhormon Oxytocin.

Aphrodisierende Nahrungsmittel

Beim Essen sind es nicht nur die chemische Zusammensetzung, die stimulierend wirken kann, sondern auch die Art und Weise, wie man es verzehrt, die eine prickelnde Stimmung erzeugen. Darüber hinaus ähneln viele Nahrungsmittel dem weiblichen oder männlichen Geschlecht. Von daher kann es sehr reizvoll sein, wenn man sieht, wie ein Mann eine Auster ausschlürft. Das gibt einen Vorgeschmack darauf, was er mit der Süßen anstellen wird. Und wenn Frauen genussvoll ihren Mund um eine Möhre stülpen, lässt das auch gewisse Schlüsse zu. Anbei eine kleine Auswahl kulinarischer Lustbringer.

Austern und Meeresfrüchte: Austern werden lebendig mit einigen Spritzern Zitronensaft serviert. Die Säure verfeinert nicht nur den Geschmack, sondern gibt auch einen Hinweis auf die Frische des Produkts. Reagiert die Muschel nicht auf sie, ist sie bereits tot und sollte nicht verzehrt werden. Austern und Meeresfrüchte enthalten jede Menge Zink. Der Mineralstoff stimuliert und steigert die Testosteron-, Spermien- und Vaginalsekret-Produktion.

Chili: Die scharfen Schoten regen aufgrund der in ihnen enthaltenen Alkaloide den gesamten Organismus an und heizen somit auch der Libido ein.

Ingwer: Die Wurzel wird seit Jahrtausenden als Heilmittel, aber auch als Aphrodisiakum eingesetzt – vor allem im asiatischen Raum. Bei Frauen stärkt Ingwer die Libido und bei Männern erhöht er die Empfindsamkeit.

Möhren: Das Wurzelgemüse ist reich an Vitamin A, das in Kombination mit Vitamin E die Geschlechtshormone günstig beeinflusst. Darüber hinaus vitalisieren Möhren. Sie dienen also nicht umsonst seit langer Zeit als Aphrodisiakum.

Pfeffer: Die würzigen Früchte des Pfefferstrauchs weisen viele gesundheitsfördernde Wirkungen auf und werden seit jeher als Heil- sowie Potenzmittel eingesetzt. Unter anderem regen sie die Durchblutung an und wirken sexuell stimulierend.

Rosmarin: Rosmarinwirkstoffe finden sich auf den Angaben von so manchem Potenzmittel. Seine ätherischen Öle sollen den sexuellen Trieb fördern.

Sellerie: Nicht umsonst wussten bereits die Griechen der Antike die aphrodisierende Wirkung der Knolle zu schätzen. Sellerie enthält Phytohormone, die bei Männern die Erektionsfähigkeit steigern.

Trüffel: Erinnern an erigierte Hoden, die sich zusammengezogen haben. Auch ihr Geruch erinnert an die Kronjuwelen, wenn sie vom Duft der Lust umwoben sind. Weiße Trüffel werden von Feinschmeckern besonders geschätzt und sind nicht gerade erschwinglich. Bisher konnte noch nicht nachgewiesen werden, welche Komponenten des »Hodens aus der Erde« für die aphrodisierende Wirkung verantwortlich sind. Doch schon seit der Antike werden sie als luststeigerndes Mittel eingesetzt.

Vanille: Vanille wurden bei den Azteken zur Steigerung der Fruchtbarkeit eingenommen. Auch heute wird die Schote für ihre heilsamen Kräfte geschätzt. Sie soll unter anderem das Empfindungsvermögen fördern, was schön bei sinnlichen Liebesakten ist.

Aphrodisierende Düfte

Meist haben Frauen die besseren »Nasen« im Vergleich zu Männern. Das heißt, der Geruch entscheidet über die Wahl des maximal gesunden und starken Partners mit. Gerüche beeinflussen auch die Hormonausschüttung. Wer den Geruchssinn verloren hat, klagt mitunter auch über den Verlust der Libido. Jeder Mensch trägt auf seiner Haut einen einzigartigen Geruch. Er soll Forschern zufolge dem angenehmen Hefeduft beim Brotbacken gleichen.

Männlicher Duft wird von Frauen als »moschusähnlich« und weiblicher Duft von Männern als »süß« beschrieben – abgesondert von Talg- und Schweißdrüsen. Vor dem Geschlechtsakt verströmen Frauen (Fruchtbarkeitsphase) einen starken angenehmen Duft, der dem Mann einen erregenden Duft entlockt, der wiederum auf Frauen aphrodisisch wirkt. »Die reinste Ehe, die ein Mann und eine Frau schließen können, ist die auf Geruch beruhende«, behauptete der französische Psychologe Auguste Galopin 1886 kühn.

Jasmin: Ein Liter Jasminöl wird aus acht Millionen Jasminblüten gewonnen, die vor Tagesanbruch gepflückt werden müssen. Jasmin ist der Duft der weiblichen Verführungskunst und Erotik. Als betörend angepriesene Parfums enthalten Jasmin als Herz- und Basisnote. Die entspannenden, krampflösenden und stimmungsaufhellenden Eigenschaften von Jasminduft haben sich besonders im Umfeld von Geburtssituationen bewährt. Jasminöl vermittelt generell positive Wirkungen auf die weiblichen Geschlechtsorgane, hilft bei Problemen mit der Gebärmutter und bei Regelbeschwerden.

Jasmin befreit die Emotionen, weckt Liebe, Hingabe und Vertrauen. Es ist gleichermaßen gut dafür geeignet, Liebesnester verführerisch zu beduften und sinnliche Körpermassagen mit Jasminöl zu zelebrieren. Alternativ können Sie auch das Absolue (hoch konzentrierter öliger Duftstoff) von *Jasminum sambac* (L.) Aiton benutzen.

Liebestempel: 2 Tropfen Jasminöl, 2 Tropfen Rosenöl, 2 Tropfen Rosengeranie-Öl in der Duftlampe

Hauch der Aphrodite: 1 Tropfen Jasminöl, 1 Tropfen Sandelholzöl, 1 Tropfen Orangenöl mit einer halben Tasse Milch mischen und ins Badewasser geben

Zeit für Sinnlichkeit: 2 Tropfen Jasmin-Sambac-Öl auf 50 Milliliter Mandelöl als Massageöl

Liebeszauber: 5 Tropfen Sandelholzöl, 3 Tropfen Rosenöl in der Duftlampe

Euphoriearoma: 2 Tropfen Ylang-Ylang-Öl in der Duftlampe

Sandelholzöl: Gehört zu den am häufigsten gefälschten aromatischen Düften, da der Baum zu den gefährdeten Arten gehört und somit sehr selten ist. Sandelholzduft wird eine erotisch stimulierende Wirkung auf Männer nachgesagt. Als Räucherwerk ist es traditionell fester Bestandteil religiöser Zeremonien und Meditationshilfe. Das Öl wirkt entspannend, beruhigend und harmonisierend. Es erdet, stabilisiert und betört Körper und Geist. Auf der Haut fungiert es als guter Feuchtigkeitsspender und hat zudem gute infektions- und entzündungshemmende Eigenschaften.

Wer die natürlichen Baumbestände schonen möchte, greift alternativ zu Zedernholzöl.

Ylang-Ylang-Öl: Das ätherische Öl des tropischen Ylang-Ylang-Baums wird für Parfums (z. B. *Chanel No 5)*, Kosmetika und in der Aromatherapie eingesetzt. Der Duft dieses Öls ist Balsam für die gequälte Seele. Er hilft dabei, Lebenskrisen, schwierige Lebensphasen und chronische Beschwerden zu bewältigen: entzündliche

Erkrankungen, Stresszustände, prämenstruelles Syndrom und die Wechseljahre.

Nicht zuletzt verzaubert und verwirrt der süße blumige Ylang-Ylang-Duft die Sinne, weckt die Leidenschaft und schafft eine Atmosphäre sinnlicher Erotik. Männer empfinden Ylang-Ylang offenbar als ganz besonders attraktiv.

Sex, Drugs and no Rock 'n' Roll

Alkohol und Drogen wie Kokain, MDMA oder Cannabis mögen eine enthemmende Wirkung haben und weisen unter bestimmten Umständen auch aphrodisierende Nebenwirkungen auf, führen im Bett allerdings nicht zum gewünschten Ziel – weder bei Männern noch bei Frauen. Übermäßiger Alkoholkonsum verlangsamt die Durchblutung, was bei ihm nicht selten für einen Hänger sorgt. Abgesehen davon, macht Alkohol langfristig schläfrig und es kann passieren, dass man einfach zu müde ist, um sexuell aktiv zu sein. Frauen liegen dann häufig tatenlos auf dem Rücken, und Männer stochern orientierungslos herum. Mit Sinnlichkeit oder gar ultimativem Sex hat das Ganze dann nicht mehr viel zu tun.

Bei Drogen verhält es sich ähnlich. Manchmal sorgen bestimmte Substanzen für ein ausgeprägtes Euphoriegefühl und man ist, um es gelinde auszudrücken, einfach nur völlig übertrieben – auch das wirkt sich nicht günstig auf den Sex aus. Vielmehr fasst man sich am nächsten Tag an den Kopf und hätte es im Nachhinein lieber sein lassen.

Kurz: Egal, wie aufgeregt Sie bei einem Date sind, Hände weg vom Alkohol oder von härteren Dingen. Ein Gläschen Wein oder Bier mag in Ordnung sein, aber mehr sollten Sie sich verkneifen.

Aphrodisierende Drogen

Verschiedene Hormone wie beispielsweise Oxytocin, Pheromone, Testosteron, Dopamin, Prolactin usw. beeinflussen den Geschlechtstrieb auf unterschiedliche Weise. Je nach Zusammensetzung können damit verschiedene sexuelle Störungen behandelt beziehungsweise ausgeglichen werden. Da mit jedem Medikament bzw. jeder Droge auch Neben- sowie Wechselwirkungen einhergehen und die Dosierung individuell abgestimmt werden muss, werden die einzelnen Substanzen nicht näher vorgestellt. Befragen Sie hierzu am besten den Arzt Ihres Vertrauens, falls Bedarf besteht.

Den Lustcode knacken

Mit der Lust ist es wie mit einem Safe: Hat man erst den Code entschlüsselt, öffnet sich die Türe viel einfacher. Man muss nicht am Schloss herumkratzen, ohne dass sich viel tut.

Welche Knöpfe Sie bei ihm drücken müssen und welche er bei Ihnen betätigen wird, wissen Sie genau, wenn Sie seinen Lustcode geknackt haben. Das geht leichter, als Sie vielleicht denken. Klar ist, dass in der Regel jeder Mann auf Blowjobs, Dreier & Co. steht. Außerdem mögen die meisten Männer es, wenn sie das Gefühl haben, ihre Lady richtig auf Touren zu bringen. Aber mit dem Rest ist es so eine Sache.

So wird er im Bett sein

Jeder Mann hat individuelle Vorlieben, die eng mit seinem Charakter verwoben sind. Sie können diese direkt in den Federn herausfinden, indem Sie sich langsam herantasten und genau auf seine Reaktionen achten. Das leuchtet ein und ist mit etwas Feingefühl kein großes Kunstwerk. Darüber hinaus können Sie auch offen mit ihm sprechen und ihn nach seinen Wünschen fragen. Das ist prima in festen Partnerschaften, vor dem ersten gemeinsamen Matratzensport bei einer neuen Bekanntschaft aber nicht immer so leicht in die Tat umzusetzen.

In letzterem Fall lautet die Devise: Augen und Ohren auf! Hören Sie ihm gut zu und lesen Sie zwischen seinen Zeilen. Macht er irgendwelche Anspielungen? Und wie reagiert er, wenn Sie welche machen? Aber es geht noch eine Spur subtiler. Jeder Mensch sendet Hinweise aus, die etwas über seinen Charakter verraten. Dies kann bewusst oder unbewusst geschehen, subtil oder offensichtlich sein. Es sind ganz banale Verhaltensweisen, die mehr über ihn und damit auch etwas über seine sexuellen Vorlieben verraten.

Holt er Sie zum Date von zu Hause ab, wartet brav vor der Türe und hat sogar einen Regenschirm für Sie mitgebracht, weil heute Abend schlechtes Wetter angesagt ist? Dann ist er ein umsorgender Mann, der sich zwischen den Laken mindestens ebenso um Sie und Ihr Wohlergehen kümmert wie um seines. Er übernimmt gerne die klassische Rolle Männerrolle und mag es, wenn Frau ganz Frau ist.

Sicherlich verschlägt es Sie bei den ersten Dates in ein Restaurant oder eine Bar. Wie trinkt oder isst er? Ist er ein Genießer und genießt jeden Bissen oder schlingt er das Essen gierig hinunter? Glauben Sie mir, im Bett werden Sie sein Leckerbissen sein und er wird Sie auf dieselbe Art vertilgen, wie er es mit dem saftigen Steak macht, das gerade noch auf seinem Teller liegt. Trinkt er bis zum Umfallen und bestellt sich einen Drink nach dem anderen, während er beim nächsten Mal keinen Tropfen anrührt? Das könnte ein Hinweis darauf sein, dass Sie es mit einem sehr exzessiven Exemplar zu tun haben, der sich von einem Extrem ins andere bewegt, was sich auch auf sein Sexualleben übertragen lässt.

Der Sex mit ihm wird wie eine Achterbahnfahrt sein und aus einem Wechselspiel zwischen ruhigen und liebevollen Phasen sowie wilden und verruchten bestehen – wenn Sie sich darauf einlassen. Gratulation, das könnte ziemlich aufregend werden!

Berührt er Sie »versehentlich« an den Händen, wenn er zur Wasserflasche greift, oder unter dem Tisch mit dem Knie? Macht er das sanft und langsam und blickt Ihnen dabei tief in die Augen? Dann stehen die Chancen auf eine Verschmelzung beim Liebesspiel relativ gut. Er wird Sie höchstwahrscheinlich nicht nur platt rannehmen, sondern wirklich *mit* Ihnen schlafen. Berührt er Sie nur flüchtig und blickt danach zur Seite, als ob nichts gewesen wäre? Er wird genauso unsicher im Bett sein und Sie werden ihm dieses Unbehagen wohl auflösen müssen, indem Sie sich viel Zeit für ihn nehmen. Oder lässt er den Macker raushängen und prahlt den ganzen Abend, wen er alles kennt und wie sehr er den Jahrgang des Weines schätzt, den Sie gerade schlürfen? Solche Männer lassen gewöhnlich in der Kiste auch den großen Macker raushängen. Das Problem dabei ist, dass sie nicht verstanden haben, dass die wirklich großen Nummern es nicht nötig haben, eine Frau wie eine Nagelpistole durchzunageln. Hart ist gut, aber doch bitte schön gekonnt! Vergessen Sie ihn, er wird keine Ahnung davon haben.

Wie ist sein Vokabular, wenn Sie miteinander sprechen? Drückt er sich auffallend gewählt aus und merken Sie, dass er sich für Sie mit Kraftausdrücken oder unpassendem Jargon zurückhält? Da schwelt etwas unter der Oberfläche. Sie könnten eine Überraschung erleben und sollten sich darauf gefasst machen, dass er, sobald die Lust mit ihm durchgeht, eine ganz andere Seite auspackt. Vielleicht legt er Sie ja noch am selben Abend auf der Motorhaube flach, wenn der Damm erst einmal gebrochen ist.

In jedem Fall wissen Sie nach Ihrer Analyse genau, womit Sie es zu tun haben und ob Sie das Bedürfnis haben, auf den Zug aufzuspringen. Was Sie letzten Endes daraus machen, wird sich zeigen und bleibt immer Ihnen überlassen.

Anwärter für eine Beziehung oder nur nettes Betthupferl?

Hatten Sie schon das Vergnügen, seine vier Wände begutachten zu können? Auch das Zuhause sagt viel über einen Menschen aus. Zwischen Sofa und Wanne verrät er jede Menge über sich. Designersofa hin oder her – es sind die Details, die zählen. Alles andere können Täuschungsmanöver sein. Hortet er halb funktionstüchtige Feuerzeuge, Notizen oder uralte Reiseführer? Dann gehört er zu der Spezies Mann, die nicht loslassen kann. Ist seine letzte Beziehung noch nicht allzu lange her, wird er Ihnen früher oder später sicherlich offenbaren, dass er noch nicht bereit für eine neue Beziehung ist.

Passt jeder Stuhl zum anderen, finden sich in seinem Bad nur Produkte einer Marke und hat er seine komplette Küchenausstattung bei WMF gekauft? Dann wird er umfassend prüfen, ob Sie sich in seine Sammlung einfügen. Das stellt er in der Regel nach den ersten Dates fest. Die Tage und Nächte können noch so aufregend gewesen sein, davon lässt er sich nicht ablenken. Außerdem ist er harmoniesüchtig und zwischen den Laken wird Sie nicht viel Experimentierfreude erwarten.

Hat er drei verschiedene Champagnersorten im Kühlschrank, Rock, Techno, Alternative, Schlager und Klassik auf seiner iTunes-Liste oder Zahnseide in unterschiedlichen Qualitäten im Badschrank, können Sie davon ausgehen, dass er ständig auf der Suche nach der oder dem Richtigen ist. Er kann sich nicht festlegen, weil Abwechslung doch irgendwie schön ist. Hoffen wir, dass das mit Ihnen ein Ende hat.

Zu guter Letzt gibt es noch den Kerl, dessen Hausstand puristisch und praktikabel orientiert ist. Er weiß, was er tut, und verschwendet seine Zeit nicht mit unnötigen Dates. Wenn er Sie vernascht, bestehen gute Chancen, dass er die wesentlichen Kniffe kennt und Sie mit ihm die Zielgerade ansteuern werden.

VORSPIEL BITTE

Wie man Hände, Mund und Helferlein gekonnt einsetzt

Sie kam nah an mich heran, nahm meinen Penis liebevoll in die Hand und küsste mich auf die Lippen.

HARUKI MURAKAMI: *GEFÄHRLICHE GELIEBTE*

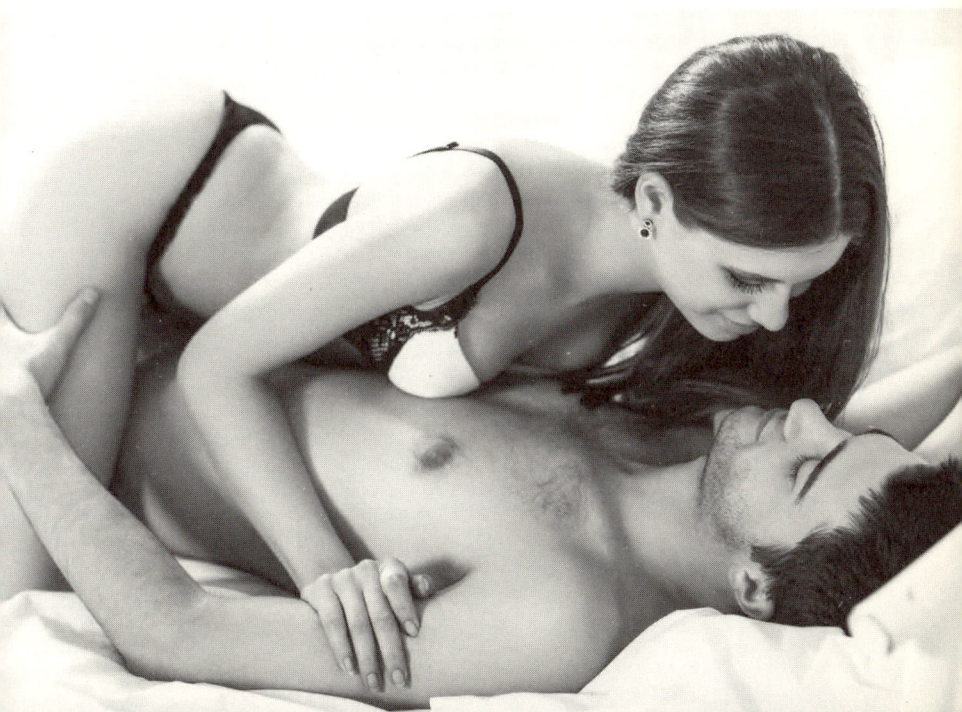

Ist der erste Akt mit Bravour erfolgt, geht es über in den zweiten Akt und das Vorspiel nimmt seinen Lauf. Es ist nicht nur Frauensache und weit mehr als nur erregendes Geplänkel, bevor es wirklich zur Sache geht. Es ist jener Teil des Liebespiels, in dem zarte Lust zu unbändigem Sextrieb wird. Genießen Sie die Zweisamkeit, jede Berührung und entdecken Sie jede Zone Ihrer Körper gemeinsam. Nehmen Sie sich alle Zeit der Welt dafür. Denn je heißer das Vorspiel ausfällt, desto intensiver wird der Orgasmus sein.

Seine erogenen Zonen

Als erogene Zonen werden empfindsame Stellen des Körpers bezeichnet, die bei Reizung wie beispielsweise Streicheln, Küssen oder Umarmungen sexuelle Erregung auslösen können. Sie werden in spezifische (primäre) und unspezifische (sekundäre) Bereiche unterteilt. Regionen, die aufgrund der Vielzahl der dort verorteter Nerven und des Aufeinandertreffens von Haut und Schleimhäuten äußerst empfindlich auf minimale Reizungen reagieren, sind spezifische erogene Zonen. Zu den unspezifischen zählen Regionen, die ebenso Lustgefühle auslösen können – wenngleich sie etwas unsensibler als die primären scheinen.

Dabei gleichen sich viele dieser Zonen bei Mann und Frau. Die Wahrscheinlichkeit, dass ihn ein sanftes Streifen der Innenseite seines Oberschenkels ebenso elektrisiert wie Sie, ist also sehr groß. Stürzen Sie sich deshalb nicht sofort auf sein gutes Stück und seine Hoden, wenn Sie ihn um den Verstand bringen möchten. Gehen Sie auf Entdeckungsreise und spielen Sie auf der gesamten Klaviatur seines lustvollen Körpers. Er wird sich sicherlich für Ihre Liebkosungen revanchieren.

Sekundäre erogene Zonen des Mannes

Wagen Sie sich auf die Suche nach seinen sekundären *Lovepoints* und heizen Sie ihm mächtig ein, indem Sie seinen Nacken, Hals, Rücken, Bauch, Schenkel, Kniekehlen, Füße, Zehen und die Achseln mit lustvollen Berührungen bedenken.

Nacken und Hals: Zärtliche Berührungen sind hier besonders liebevoll. Bereits ein Hauchen in den Nacken genügt, um erotische Gedanken auszulösen. Zarte Küsse oder sanftes Streicheln mit den Fingerspitzen sind mehr als angenehm.

Achseln: Ob Sie es glauben oder nicht – frischer Schweiß ist eines der hochwirksamsten Aphrodisiaka. Er enthält reichlich sexuelle Botenstoffe (Pheromone). Wenn Ihr Schatz frisch geduscht ist und bestenfalls das Gestrüpp in diesem Bereich gestutzt ist, sollten Sie nicht zögern, die Achseln zu küssen oder zu lecken. Er wird es zu schätzen wissen.

Rücken: Eine ausgiebige und sinnliche Rückenmassage befreit Ihren Liebsten von Verspannungen und macht häufig Lust auf mehr. Bedecken Sie seinen Rücken mit Küssen und bedenken Sie ihn mit Streicheleinheiten, wobei Sie ihn auch kraulen können. Erotische Gefühle werden insbesondere durch Berührungen im Lendenwirbelbereich ausgelöst.

Bauch: Mit dem Bauchnabel lassen sich so einige neckische Spielchen veranstalten. Darüber hinaus verlaufen um den Bauchnabel herum jede Menge Nervenbahnen. Nabelreize versetzen die Harnleiter in Wallung und führen zu einer Kontraktion der Beckenbodenmuskulatur. Diese Reaktion gleicht jener des männlichen Orgasmus.

Füße: In den Fersen sitzen Reflexpunkte, die eine direkte Verbindung zu den Sexualorganen haben. Sie befinden sich im Mittelpunkt der rechten Ferse sowie an den Ferseninnen- und -außenseiten. Eine gekonnte Fußmassage kann Ihren Schatz unglaublich stimulieren und ist ein wunderbares Vorspiel.

Sonstige sekundäre erogene Zonen: Für wohliges Erschauern können auch Berührungen der Finger, Handinnenflächen, Schenkelinnenseiten und Kniekehlen sorgen.

Primäre erogene Zonen des Mannes

Wenn Sie einen sofortigen prickelnden Schauer bei ihm auslösen möchten, sollten Sie sich auf Mund, Ohren, Brustwarzen, Penis, Hoden, Damm und Anus konzentrieren. Nehmen Sie sich alle Zeit der Welt dabei und lassen Sie ihn ein wenig zappeln, bis er in Ihre feuchte Höhle eindringen darf.

Mund: Sanftes Knabbern an der Unterlippe, ein sinnlicher Kuss und verhaltene bis wilde Zungenberührungen sind ein wahrer Segen. Positiver Nebeneffekt ist, dass sich dabei beide Partner gegenseitig anheizen.

Ohren: Sind nicht nur zum Hören da! Auch Männer genießen es, wenn sie dort Ihren lustgeschwängerten Atem spüren. Knabbern Sie sanft daran oder lecken Sie den äußeren Rand der Ohrmuschel. Das macht viele Männer unglaublich heiß.

Brustwarzen: Sie sind wahre Lustinseln und sollten deshalb unbedingt bearbeitet werden. Ignorieren Sie sie nicht! Wie intensiv Sie vorgehen, hängt dabei ganz von seinem individuellen Empfinden ab. Sie können sie vorsichtig kneifen oder mit der Zunge umkreisen, an ihnen saugen oder an den Nippeln schrauben. Probieren Sie es einfach aus und tasten Sie sich vorsichtig heran. Sie können auch eine Tantra-Technik anwenden. Hierfür reiben Sie einen Eiswürfel über seine Brustwarzen, legen ab und zu eine Pause ein und kneifen ihn sanft in die Nippel.

Penis, Hoden, Damm und Anus: Diese Lustpunkte sind wohl jedem klar. Es gibt einiges, was man mit ihnen anstellen kann ... Seien Sie fantasievoll!

Die Anatomie des Mannes ist sehr komplex. Dabei sollte vor allem der Penis nicht als eine einzige erogene Zone betrachtet werden. Nachfolgend erhalten Sie wissenswerte Informationen über seine Ausstattung und erfahren, wie sich damit wunderbar spielen lässt.

Seine Ausstattung

Zweifellos lieben es Männer, wenn Sie sich intensiv mit seinem Glied beschäftigen. Hübsche Wäsche anziehen, sexy Augenaufschlag, heiße Wortspiele, zum Penis greifen, ihn ein bisschen lecken, etwas Hand anlegen und rein damit – das mag funktionieren. Mit ultimativem Sex hat es jedoch nichts zu tun. Wenn Sie hingegen bestens über sein Prachtstück Bescheid wissen, können Sie Ihre Künste viel gezielter und umfassender einsetzen. Er wird dann wirklich absolut befriedigt sein und Sie als die Verkörperung seiner sexuellen Fantasien ansehen.

Sein bestes Stück setzt sich aus Schaft, Eichel, Eichelrand, Frenulum und Vorhaut (falls unbeschnitten) zusammen. Im schlaffen Zustand hat der durchschnittliche Penis eine Länge von sieben bis zehn Zentimetern und eine Breite von etwa 4 Zentimetern. Im erregten Zustand schwillt er auf 13 bis 18 Zentimeter an. Die Differenz zum schlaffen Penis variiert dabei. So ist das »Wachstum« bei einem Fleischpenis überschaubar, während ein sogenannter Blutpenis ordentlich an Größe zulegt, sobald er erregt ist.

Die Vorhaut

Die Vorhaut umhüllt die Eichel und schützt sie vor mechanischen Reizen. Bei einer Erektion zieht sie sich zusammen und gibt den Blick auf die wunderschöne Eichel frei. Daneben erfüllt sie aber auch einen Zweck in Sachen Lust. In der Vorhaut befinden sich Druckrezeptoren, die ein lustvolles Gefühl auslösen. Wenn Sie diese vor- und zurückschieben, stimulieren Sie gleichzeitig die Eichel. Sie bietet also herrliche Extramöglichkeiten, um den Herren der Schöpfung mächtig einzuheizen, und sie sollte, sofern sie noch vorhanden ist, auf jeden Fall in die Handarbeit einbezogen werden.

Das Frenulum

Das Frenulum sitzt zwischen der Eichel und dem Innenblatt der Vorhaut. Es ist eine der erogensten Stellen des Mannes und ein wahres Lustmekka. Häufig wird es in Anlehnung an den weiblichen G-Punkt als F-Punkt bezeichnet. Beziehen Sie das lustvolle Bändchen bei jedem Handjob oder Blowjob unbedingt mit ein – aber erst zum Finale, damit das Fass ordentlich überläuft. Wenn Sie es ihm mit der Hand besorgen, massieren Sie es einfach gezielt mit einer Auf- und Abwärtsbewegung mit. Beim Blowjob saugen Sie sanft an seinem Bändchen oder üben leichten Druck mit den Lippen auf ihn aus. Ihr Liebhaber wird Sie dafür vergöttern!

Die Eichel

Die Eichel ist nur im erigierten Zustand sichtbar, da sie von der Vorhaut bedeckt wird. Ist der Mann allerdings beschnitten, liegt sie frei. Einige Zeit nach der Beschneidung entwickelt sich eine feine Hornschicht auf der Penisspitze, die sie vor mechanischen Reizen schützt und die Empfindlichkeit reduziert.

Sein pilzförmiger Peniskopf ist hochsensibel, da hier etwa 4000 Nervenenden zusammenlaufen. Die Eichel ist das Gegenstück zur weiblichen Klitoris. Gehen Sie mit diesem Teil des Penis deshalb sehr vorsichtig um, denn man kann die Eichel leicht überreizen. Auch sollten Sie die Zähne – wenn überhaupt – beim Lecken der Eichel nur sehr behutsam einsetzen. Nach dem Orgasmus sollten Sie der Spitze am besten eine Pause gönnen, da Berührungen dann meist ein unangenehmes Gefühl hervorrufen.

Man kann die Eichel mit den Fingerspitzen umkreisen oder sanft drücken. Beim Oralsex können Sie an ihr saugen. Dabei wird die Penisspitze an Ihren Gaumen gedrückt und Ihr Verführungsobjekt fängt garantiert Feuer. Darüber hinaus kann man sie mit speziellen Eichel-Masturbatoren wunderbar massieren.

Der Eichelrand

Der Eichelrand befindet sich zwischen Eichel und Schaft. An diesem leicht überstehenden Hautrand liegen jede Menge Nervenenden, weshalb er zu den Hotspots schlechthin gehört. Servieren Sie ihm hier ein ganzes Büfett an Liebkosungen. Fahren Sie beispielsweise mit der Zunge den Rand entlang und drücken Sie ihn dabei hier und da etwas mit der Zungenspitze an.

Der Penisschaft

Die Form des Schafts ist von Mann zu Mann unterschiedlich. Es gibt gekrümmte Luststangen, die eine Tendenz nach links oder rechts haben, durchgängig breite, bananen- oder kegelförmige ebenso wie sich nach oben verjüngende. Der Schaft ist der am wenigsten sensible Teil des Penis, Sie können ihn deshalb etwas fester anpacken. Grobmotorikerinnen sollten hier keine Probleme bekommen. Hier sind alle Streicheleinheiten erwünscht: Sie können ihn lecken, reiben, drücken oder kraulen. Um die Sache besser in Fahrt zu bringen, eignet sich die Anwendung von vorab angewärmtem Gleitgel oder Speichel.

Die Peniswurzel

Die Bezeichnung an sich erklärt bereits, von welchem Teil hier die Rede ist. Die Peniswurzel ist am Beckenknochen und Beckenboden verortet. Der Schaft geht am Schambein unterhalb der Bauchregion in die Peniswurzel über, die sich bis zur Unterseite des Hodensacks erstreckt. Wenn Sie Ihren Schatz hier kraulen oder mit mehreren Fingern massieren, bringen Sie gleichzeitig Hoden, Prostata und Penis in Wallung. Sie können das nicht nur während eines Hand- oder Blowjobs, sondern auch mühelos während des Verkehrs machen – z. B. beim Reiten. Es wird seinen Orgasmus in ganz andere Sphären katapultieren!

Die Hoden

Männer lieben es, wenn man mit ihren Kronjuwelen spielt. Allerdings sollte Sie die beiden nur sehr behutsam verwöhnen und sich mit wilder Leidenschaft im Zaum halten. Wenn Sie die Hoden bisher vernachlässigt haben, haben Sie viel verpasst. Während manche Männer an dieser Stelle sanfte Berührungen bevorzugen, mögen es andere etwas ruppiger. Wenn Sie nicht genau wissen, wie empfindlich die Zwillinge Ihres Partner sind, können Sie die Hoden zunächst wie Yin-Yang-Bälle in die Hand nehmen und behutsam massieren. Steigern Sie die Intensität langsam und achten Sie dabei auf seine Reaktionen. So erfahren Sie, wie hart Sie ihn hier anpacken können.

Danach können Sie einen Gang höherschalten und seine Juwelen vorsichtig spanken bzw. klopfen. Um ihm den Orgasmus seines Lebens zu bescheren, platzieren Sie Ihren Handballen auf der Stelle zwischen Hoden und Penis, sodass die Hoden auf den Fingern aufliegen. Während Sie die genannte Region mit kreisförmigen Bewegungen massieren, heben Sie die Hoden immer wieder leicht an.

Der Damm

Zwischen Hoden und Anus befindet sich der Damm. Leider sind sich viele nicht über das Feuerwerk im Klaren, das man hier auslösen kann. Er ist ein Hauptschalter für sexuelle Begierde. Wenn man die Peniswurzel am Damm massiert, kann man von außen die Prostata stimulieren, was Männern ein Hochgefühl verursacht.

Der Anus

Der Anus ist eine pikante Sache. Nicht jeder Mann genießt es, dort verwöhnt zu werden. Dabei spielen physiologische Gründe keine Rolle, sondern es ist die Psyche, die vielen hier im Weg steht. Schade eigentlich, denn hier befinden sich massenhaft Nervenenden. Darüber hat man über den Anus direkten Kontakt zur hochempfindsamen Prostata. Wenn Ihr Liebster es zulässt, können Sie seine Rosette mit Ihrer Zunge bedenken oder Ihre Finger in den Anus einführen. Allerdings sollten Sie bei Letzterem stets Gleitgel verwenden, so verhindern Sie Verletzungen und das Eindringen wird angenehmer.

Erotisch die Hüllen fallen lassen

Im Rausch der Lust kann es vorkommen, dass man sich gegenseitig die Kleider vom Leib reißt, als ob es kein Morgen gäbe. Das kann durchaus seinen Reiz haben. Sinnlicher und weitaus verführerischer ist es jedoch, wenn Sie sich langsam und gekonnt vor Ihrem Lover entblättern. Lassen Sie sich Zeit dabei und genießen Sie es, wenn er Sie mit seinem lüsternen Blick förmlich auffrisst. Sie müssen dabei keiner festgelegten Choreografie folgen. Bewegen Sie sich einfach sinnlich und lassen Sie gemächlich Ihre Hüllen fallen.

Sexy Unterwäsche und High Heels erhöhen natürlich den Reizfaktor. Sie können sich vorher auch Massageöl bereitlegen, es während Ihres erotischen Tänzchens über Ihre Haut rinnen lassen und Ihre weiblichen Kurven damit benetzen. Ihre Haut schimmert dann verführerisch und wirkt glatt.

Beugen Sie sich nach vorne, strecken Sie ihm dabei die verheißungsvollen Brüste oder Ihren runden Po entgegen. Lassen Sie dabei die Beine stets durchgestreckt und machen Sie ein leichtes Hohlkreuz, das ist gut für die Optik. Achten Sie auf seine Reaktionen und halten Sie immer wieder Blickkontakt. So merken Sie, was Ihren Liebsten besonders heiß macht.

Wenn Ihr Lover vor Erregung explodiert und sich nicht mehr am Riemen reißen kann, sollten Sie ihn dennoch weiterhin ein wenig zappeln lassen. Das erhöht seine Lust (siehe S. 54).

Sie können sich auch immer wieder selbst berühren. Wer weiß, vielleicht finden Sie das Ganze so erotisch, dass es in einer Soloshow vor ihm endet – auch das wird er willkommen heißen.

Lassen Sie Ihrer Fantasie freien Lauf und genießen Sie seine Aufmerksamkeit. Er wird Sie für Ihre kokette Showeinlage anbeten!

Es muss nicht immer Spitze sein

Die Waffen einer Frau sind bekanntlich Brüste, Beine und Po. Sie wollen geschickt in Szene gesetzt werden – vor allem, wenn man sich langsam entblättert. Jetzt kommt die Reizwäsche zum Zug! Der Markt wird jedem Wunsch und jeder Vorliebe gerecht. Hübsche Wäsche gibt es in Seide, Latex, feinster Spitze, Baumwolle oder Synthetik.

Das Wort »Reizwäsche« an sich spricht schon Bände. Diese besonderen Kleidungsstücke haben keinen anderen Nutzen, als Reiz auszulösen. Sie reduzieren sich nicht auf Dessous. Reizwäsche kann auch ein weißes Shirt sein. Hauptsache, sie setzt die Vorzüge in Szene und macht Lust, das Dahinterliegende zu entdecken. Ob man die Wäsche Stück für Stück ablegt, nur das Höschen zur Seite schiebt und die vollständige Montur anbehält, bleibt jedem selbst überlassen.

Dieser Klassiker ist immer ein Garant für Erfolg: halterlose Strümpfe oder Strapse, schöne Wäsche und High Heels. Wer keine halterlosen Strümpfe parat hat, kann auch auf eine Strumpfhose zurückgreifen. Probieren Sie einmal aus, wie viel Freude es einem Mann machen kann, einer Frau die Strumpfhose im Schritt zu zerfetzen und lüstern im Liebesspiel ihren prallen Hintern zu entblößen. Netzstrumpfhosen sind hier besonders empfehlenswert. Und deren große Schwester, das Netzcatsuit, ist auch nicht zu verachten. Sie haben meistens eine Öffnung im Schritt, sind quasi unzerstörbar und haben stets etwas Verruchtes. Frauen halten damit den Trumpf in der Hand, egal, ob sie auf edle Ware aus feinsten Materialien zurückgreifen oder ein Nylon-Outfit wählen, das eher an den Straßenstrich erinnert.

Und noch etwas: Bikinis oder Badeanzüge sind nicht nur für Strand und Schwimmbad da. Bei Triangel-Oberteilen können Sie das Dreieck so zusammenschieben, dass es nur Ihre Brustwarzen bedeckt. So bleibt das Wesentliche im Verborgenen und das heizt bekanntermaßen die Fantasie an. Da wären wir auch schon beim nächsten Punkt. Kennen Sie diese kleinen, heißen Mikrobikinis? Sie bedecken nur das Allerallernötigste. Es gibt sie blickdicht oder transparent. Lassen Sie sich dieses neckische Accessoire nicht entgehen.

Mit Reizwäsche schlüpfen Sie auch automatisch in eine Rolle, weshalb hier der Grad zum Rollenspiel (S. 123) nur sehr schmal ist. Nutzen Sie Ihre Waffen, um seinen Colt zu laden.

Sinnliche Massagen

Massagen sind immer eine Wonne. Man kann sie nicht nur im Wellness-Tempel genießen und damit etwas für Körper, Geist und Seele tun, sondern auch den Partner damit verwöhnen oder sich von ihm verwöhnen lassen. Dabei können Ihre Brüste ebenso zum Einsatz kommen wie Ihre Hände. Die sinnliche Zweisamkeit endet meistens in einem lustvollen Liebesspiel, das einen Zeit und Raum vergessen lässt. Wohlduftendes Massageöl macht die Haut geschmeidiger und fördert zusätzlich die Entspannung – beispielsweise wirkt Zitronenöl stimmungsaufhellend und erfrischt, Lavendel- und Melissenöl beruhigen, Orangenöl belebt, wirkt harmonisierend und hellt die Stimmung auf.

Es gibt unterschiedliche Griffe, die beim Massieren eingesetzt werden. Sie sollten diese sanft anwenden, gerade so, dass Ihr Partner ein Druckgefühl verspürt.

- **Reiben:** Man reibt mit der Handwurzel oder dem oberen Fingerglied.
- **Zwicken und Kneten:** Man zupft, knetet oder walkt mit den Fingern oder dem Daumen.
- **Kreisen:** Man bewegt die Gelenke in kreisförmigen Bewegungen.
- **Schieben:** Man schiebt die Haut mit einem oder auch mit mehreren Fingern beiseite.
- **Streichen:** Man streicht die Haut mit den Fingern, dem Handballen oder der Handwurzel.

In erster Linie zielt die sinnliche Partnermassage nicht auf das therapeutische Lösen von Verspannungen ab, sondern dient einer erotischen Annäherung. Sparen Sie deshalb neben den richtigen Massagegriffen auch nicht an Streicheleinheiten und zärtlichen Küssen. Beziehen Sie den gesamten Körper mit ein und bedecken Sie die Partien, die Sie gerade nicht massieren, mit einem Handtuch oder einer hübschen Decke, damit sie nicht auskühlen und der Wohlfühleffekt erhalten bleibt.

Beginnen Sie die Massage, indem Sie Ihren Schatz bitten, sich auf den Bauch zu legen. Geben Sie dann das Massageöl in Ihre Hände und wärmen Sie es etwas an. Dann widmen Sie sich zunächst seinen Händen.

Handmassage

Beleben Sie seine Lebensgeister, indem Sie seine Hände massieren. Hier befinden sich zahlreiche Nervenenden, die viele feine Reize aufnehmen und wohlige Schauer im gesamten Körper verbreiten.

- Streichen Sie die Hände zu Beginn großflächig aus. Hierfür umfassen Sie die Hand Ihres Partners seitlich mit Ihren Händen und gleiten nach unten ab. Wiederholen Sie die Anwendung an jeder Hand dreimal.
- Nun streichen Sie seine Hände von oben nach unten aus. Dabei behandeln Sie nicht mehr alle Finger auf einmal, sondern gleiten relativ fest mit Ihrem Daumen- und Zeigefinger jeden einzelnen Finger Ihres Partners entlang. Nehmen Sie die Finger auch in den Mund und saugen Sie daran, als ob es sein Penis wäre.
- Dann widmen Sie sich der Handinnenfläche und dem Handballen. Legen Sie eine Hand Ihres Partners mit der Handfläche nach oben in eine Ihrer Hände. Gleiten Sie dann mit den Fin-

gern unter die zu massierende Hand und legen Sie den Daumen auf die Handinnenfläche. Jetzt beginnen Sie, seine Hand mit kreisenden Bewegungen zu massieren – erst im Uhrzeigersinn, dann in die Gegenrichtung.

- Pressen Sie Ihre Daumen sachte gegen den Punkt in der Mitte seiner Handinnenfläche und verweilen Sie dort für einige Sekunden.
- Gehen Sie ebenso beim Handballen vor.
- Wiederholen Sie die Anwendungen an der anderen Hand.
- Bevor Sie zur nächsten Körperregion übergehen, küssen Sie seine Hände sanft und liebevoll.

Kopfmassage

Hier ist absolutes Fingerspitzengefühl gefragt, wildes Haareziehen können Sie sich für den Sex danach aufheben.

- Setzen Sie die Fingerkuppen auf seiner Kopfhaut auf und arbeiten Sie sich in kleinen kreisenden Bewegungen mit leichtem Druck vom Haaransatz bis zum Nacken vor.
- Widmen Sie sich dann den Schläfen, die Sie äußerst sanft ebenfalls in kreisenden Bewegungen massieren.
- Formen Sie schließlich mit Daumen und Zeigefingern beider Hände ein V und streifen Sie hinab zu den Ohren. Massieren Sie dort den Bereich hinter der Ohrmuschel mit sanftem Druck.
- Danach wandern Sie wieder mit Ihren Händen zum Haaransatz an der Stirn und führen dort eine leichte Druckmassage durch, indem Sie mit den Fingern die Mittellinie des Schädels entlangfahren und etwa nach jedem zweiten Zentimeter kurz verweilen und die Kopfhaut sanft von sich wegschieben. Wenn Sie im Nacken angelangt sind, streichen Sie mit beiden Händen über

Kopfhaut und Haar und widmen sich dem Nacken und der Rückenpartie.

Nacken und Rücken

Das ist der Teil der Massage, an dem die Erotik langsam zu prickeln beginnt. Er ist nun entspannt und lässt sich völlig auf Ihre Berührungen ein. Nehmen Sie auf seinem Po Platz, so spürt er Ihren verheißungsvollen Venushügel, wenn Sie sich nach vorne beugen.

- Streichen Sie zunächst den Rückenbereich großflächig seitlich entlang der Wirbelsäule aus.
- Lassen Sie danach Ihre Fingerkuppen mit etwas Druck über seinen Rücken fahren und bauen Sie kreisende Bewegungen ein. Dabei können Sie auch Ihre Brüste ins Spiel bringen und ebenfalls den Rücken hinabgleiten lassen.
- Nach dieser kurzen Einleitung führen Sie Ihre Hände wieder zum Schulterbereich und beginnen die eigentliche Rückenmassage, indem Sie mit kreisenden Bewegungen die Handflächen über die Schultern reiben. Anschließend kneten Sie die Schultermuskulatur vorsichtig mit Ihren Fingern. Wenn Sie langes Haar haben, können Sie ihn dabei mit Ihren Haarspitzen kitzeln.
- Dann gehen Sie zur Rückenmitte über und streichen die Partien seitlich der Wirbelsäule kräftig aus. Bedecken Sie seinen Rücken dazwischen immer wieder mit zärtlichen Küssen. Danach massieren Sie diese Region in kreisenden Bewegungen mit Ihren Handballen. Bedecken Sie seinen Rücken mit Ihrem nackten Oberkörper und führen Sie damit kreisende Bewegungen aus. Streichen Sie danach die Haut mit den Daumen senkrecht von der Wirbelsäule aus.
- Nun folgt die Massage der Steißbeingegend. Ziehen Sie sanfte Kreise mit der ganzen Handfläche über Steiß und Lenden. Le-

cken Sie ruhig zwischendrin die Haut jener Regionen, die Sie gerade mit den Fingern bearbeitet haben. Anschließend ziehen Sie kleine Kreise mit den Fingerkuppen jeweils seitlich vom Steiß. Platzieren Sie nun die Handinnenfläche flach auf dem Steißbein und schieben Sie die dortige Haut in kreisenden Bewegungen hin und her – erst im Uhrzeigersinn, dann in die Gegenrichtung. Beugen Sie sich dabei stark nach vorne, sodass er Ihre Nippel ebenfalls spürt, die die Bewegung der Hände zitieren.

- Fahren Sie zum Schluss mit den Händen vom Gesäß bis zu seinen Schultern und wieder zurück. Bauen Sie eventuell ein lustvolles Seufzen ein und widmen Sie sich dann ausgiebig seinem Hinterteil.

Po und Beine

Jetzt wird es brenzlich. Ihr Partner wird sich schon in einem absoluten Erregungszustand befinden. Wohin die Reise nun geht, liegt im wahrsten Sinne des Wortes in Ihren Händen. Wenn er nicht schon längst über Sie hergefallen ist, massieren Sie jetzt Po und Beine.

- Gleiten Sie mit Ihren Händen hinab zum Po Ihres Partners. Streichen Sie auch diesen Bereich wieder aus und ballen Sie dann Ihre Hände zu Fäusten. Massieren Sie ihn, indem Sie Ihre Handgelenke kreisen lassen. So lösen Sie sämtliche Verspannungen in diesem delikaten Bereich.
- Wenn Sie möchten, gehen Sie jetzt in den komplett sexuell stimulierenden Teil über und bedenken seine Prostata mit einer wunderbaren Massage, indem Sie den Damm mit schiebenden, knetenden, streichenden und/oder drückenden Bewegungen verwöhnen. Wenn Sie möchten, können Sie dabei seine Hoden immer wieder »versehentlich« streifen.

- Dann geht es in Richtung Beine, die Sie ebenfalls von oben nach unten und dann in die Gegenrichtung ausstreichen. Küssen Sie ihn zärtlich in die Kniekehle oder hauchen Sie diese empfindliche Stelle an. Wenn dabei ein Seufzen aus Ihrer Kehle entspringt, wird es ihn um den Verstand bringen. Umfassen Sie ein Bein mit beiden Händen und geben Sie ihm einen kleinen Vorgeschmack darauf, was Sie mit seinem Schaft anstellen können. Reiben und drücken Sie im Wechsel seine Muskulatur.

Füße

Die Verführung mag spätestens jetzt groß sein, seinen Penis zu spüren und ihn wild zu küssen. Aber die Fußmassage sollten Sie Ihrem Schatz nicht vorenthalten. In den Füßen befinden sich Reizpunkte, die mit verschiedenen Organen und Körperbereichen korrespondieren – darunter auch die Sexualorgane. Diese speziellen Reflexzonen sitzen in der Mitte der rechten Ferse und an den Innen- und Außenseiten beider Fersen.

- Beginnen Sie an den Fußsohlen und massieren Sie diese mit den Daumen in kreisenden und reibenden Bewegungen – vergessen Sie auf keinen Fall die Fersen.
- Kneten Sie dann jeden Zeh einzeln mit dem Daumen und dem Zeigefinger durch.
- Danach streichen Sie die Füße aus und sehen, was der Abend noch bringt.

Tipps für eine gelungene Partnermassage

- Verwenden Sie ein wohlduftendes Massageöl.
- Sorgen Sie für eine angenehme Atmosphäre und schalten Sie Störquellen wie beispielsweise das Telefon aus.
- Achten Sie auf eine warme Zimmertemperatur.
- Duftkerzen und gedimmtes Licht schaffen ein sinnliches Ambiente.
- Nehmen Sie Ihre Hände nicht von seinem Körper weg, sondern halten Sie steten Körperkontakt.
- Versuchen Sie Ihre Atmung mit der Ihres Partners in Einklang zu bringen.
- Nehmen Sie sich alle Zeit der Welt.
- Seien Sie sanft, Sie müssen keine Knoten lösen.
- Beenden Sie die Massage nicht abrupt.

Gekonnte Handarbeit

Man könnte denken, es wäre spielend einfach, Männer mit den Händen zu beglücken und eine Erektion aus ihnen herauszulocken, die bestenfalls in einem Erguss endet. Im Grunde ist es das auch, wenn man weiß, wie es funktioniert.

Nur leider will die Stange nicht immer Stange sein und hat manchmal einen Hänger – egal, wie sehr man sich anstrengt. Die goldene Faustregel lautet hier: Nicht abrupt die Techniken wechseln oder das Spektakel gar ganz beenden und sich zur Seite rollen. Lassen Sie Ihrem Herzensmann Zeit und setzen Sie ihn nicht unter Druck. Er wird auch so Ihre Berührungen genießen, und wenn Sie die nachfolgenden Techniken ausführen, sollte sich das Köpfchen des guten Stücks früher oder später auf jeden Fall recken. Trockene Handarbeit ist für eine Nummer auf die Schnelle durchaus in Ordnung, weitaus angenehmer ist es jedoch, wenn Gleitgel oder Massageöl zum Einsatz kommen.

Kleine Gleitgel-Kunde

- Gleitgele auf wässriger Basis: trocknen relativ schnell und hinterlassen einen klebrigen Film.
- Gleitgele auf Silikonbasis: sind wasserabweisend und nur schwer abzuwaschen, können Sex-Toys aus Silikon angreifen.
- Gleitgele auf Öl- oder Fettbasis: hinterlassen einen fettigen Film, lösen Latex-Kondome und eventuell Diaphragmen oder Umkleidungen von Spiralen auf.

Technik, die begeistert

Bevor wir in die Praxis übergehen, macht es Sinn, sich mit Grundsätzlichem auseinanderzusetzen. Wenn es nicht gerade ein One-Night-Stand ist, haben Sie sicherlich schon einmal beobachtet, wie Ihr Partner masturbiert. Falls nicht, können Sie ihn entweder bitten, eine Solo-Show vor Ihnen zu absolvieren, oder Sie betrachten ihn, wenn er Sie beispielsweise fingert und seinen besten Freund gleichzeitig bearbeitet. So erfahren Sie, welches Tempo er mag und welche Techniken ihn in Entzücken versetzen. Bedenken Sie dabei allerdings, dass er es sich schon Tausende Male besorgt hat und hier eine gewisse Routine besitzt. Nehmen Sie das Ganze nur als Orientierungspunkt, den Sie ohne Weiteres weiter ausbauen können.

So überraschen Sie ihn und können sein Repertoire vielleicht noch ein bisschen erweitern.

Wenn Sie die erste Lektion gelernt haben, erproben Sie die Intensität Ihrer Berührungen. Seine Sie dabei besonders beim Schaft nicht allzu behutsam. Probieren Sie alles aus! Wenn es noch nicht aufwärtsgegangen ist, gibt es einige Techniken, sein gutes Stück in die Höhe zu bringen. Sie können es drücken, reiben, streicheln, sogar an der Peniswurzel und der Eichel fixieren und leicht dehnen. Ist der Schwengel steif, steht diesen Techniken ebenfalls nichts im Weg.

Konzentrieren Sie sich dabei nicht nur auf einen Teil des Penis, sondern beziehen Sie alles mit ein: Frenulum, Eichel, Eichelrand, Vorhaut, Schaft, Hoden, Peniswurzel und Damm.

Was den Druck betrifft, sollten Sie auch nicht unbedingt zimperlich sein. Beobachten Sie Ihren Liebsten und regulieren Sie die Intensität des Drucks. Passen Sie auch das Tempo entsprechend an: je mehr Druck, desto weniger Tempo und je mehr Tempo, desto weniger Druck. So einfach ist das.

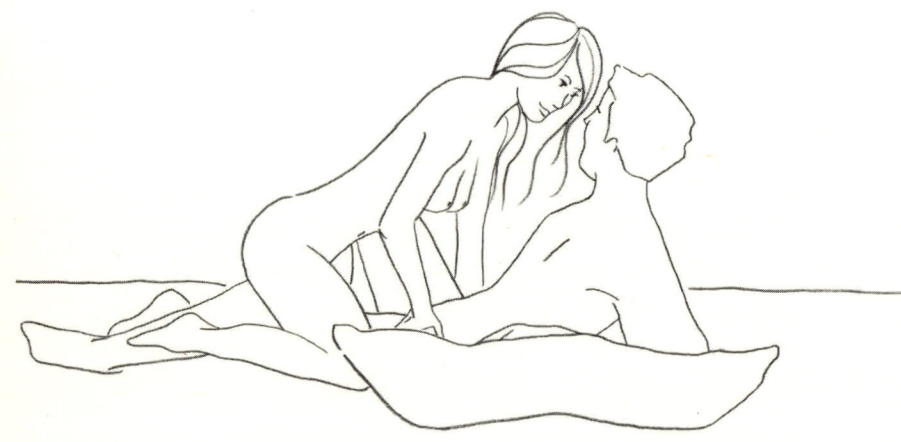

Penis-Bauch-Massage

Geben Sie einige Tropfen Gleitgel oder warmes Massageöl auf den Bauch Ihres Partners, der auf dem Rücken liegt. Nehmen Sie sein Gemächt in die Hände und legen Sie es auf den Bauch. Dann platzieren Sie die linke Hand quer auf Ihrer rechten (oder andersherum) und massieren so von der Peniswurzel aus bis zur Eichel, umschließen diese kurz mit der rechten Handfläche, üben einen leichten Druck aus und führen Ihre Hände wieder zurück zur Wurzel. Währenddessen bewegen Sie den Penis von rechts nach links über den Bauch. Er wird sich künftig nach dieser besonderen Massage verzehren, da hier Eichel, Schaft, Peniswurzel und Bauch gleichzeitig stimuliert werden. Im Bauch sitzen nämlich zahlreiche Nerven, die durch diese Massage aktiviert werden.

Wurzel-Eichel-Massage

Legen Sie seinen Penis auf den Bauch und umfassen Sie die Peniswurzel mit Ihrer linken Hand. Massieren Sie diese mit kreisenden Handbewegungen, deren Druck je nach Belieben sanft bis heftig ausfallen kann.

Mit Daumen- und Zeigefinger der anderen Hand umfassen Sie den Eichelrand und bewegen dann die Finger fortwährend streichelnd auf- und abwärts an der Eichel entlang. Immer wenn Sie am Eichelrand angekommen sind, halten Sie kurz inne und üben einen leichten Druck mit den Fingern aus. Er wird staunen, welch eine Meisterin Sie sind!

Eichel-Massage

Fixieren Sie seinen Penis mit der linken Hand am Schaft und umfassen Sie seine Eichel mit allen fünf Fingerspitzen der rechten

Hand von oben. Fahren Sie mit Ihren Fingern nun in dieser Position sachte auf und ab und lassen Sie die Hand dabei etwas hin und her kreisen.

Diese Technik ist das Salz in der Suppe Ihres Liebesspektakels und wird ihm mit Sicherheit sehr gefallen.

Frenulum-Massage I

Das kleine Bändchen zwischen Eichelrand und Innenblatt der Vorhaut befeuert seine Erregung zutiefst, weshalb Sie es folgendermaßen bearbeiten: Platzieren Sie beide Daumen unterhalb des Eichelrandes. Dabei umfassen die anderen Finger sowie die Handfläche locker den Penisschaft. Massieren Sie nun liebevoll das Frenulum mit sanft kreisenden Bewegungen. Es kann sein, dass er dabei vor Erregung zuckt – seien Sie auf extrem lüsterne Reaktionen gefasst!

Frenulum-Massage II

Fahren Sie mit Ihrem Zeigefinger sanft den Schaft in kreisenden Bewegungen auf und ab und gleiten Sie dann unter die Vorhaut, wo Sie das Frenulum sanft kneifen und massieren.

Schaft-Massage I

Formen Sie mit den Zeige- und Mittelfingern beider Hände ein Victoryzeichen. Umgreifen Sie dann den Schaft mit den v-förmigen Fingern beider Hände und reiben Sie damit den Penisschaft auf und ab. Sie bringen Ihren Partner damit so richtig auf Touren!

Schaft-Massage II

Umfassen Sie den Schaft mit beiden Händen. Dabei greifen die Finger beider Hände ineinander. Führen Sie die Hände nur ganz verhalten auf und ab und üben Sie mit den Fingern einen rhythmischen Druck aus, der an einen Herzschlag erinnert.

Das Herz muss nicht immer auf der Zunge liegen, auch mit Ihren Händen können Sie ihm Ausdruck verleihen!

Tatwaffe Mund

Fellatio, oh Fellatio! Er kann ebenso lustvolles Vorspiel wie Hauptakt sein. Männer lieben es, hingebungsvoll mit Mund und Zunge in Fahrt gebracht zu werden. Sie genießen es, wenn ihre Liebste Spaß daran hat, Lippenbekenntnisse abzulegen. Genauso erregend finden Sie es, Frauen mit Ihrem Mund zu beglücken, was in der Damenwelt ebenso gerne erwünscht ist.

Der perfekte Blowjob

Auf und ab mit dem Mund? Da geht noch mehr! Bauen Sie die nachfolgenden Techniken in Ihr orales Vergnügen ein und bescheren Sie ihm damit sexuelle Höhenflüge.

Saugen: Ihre Lippen umschließen beispielsweise die Eichel, Schaft, Hodensack oder Brustwarzen. Dann saugen Sie – je nach Gusto leicht bis fest. Sie müssen nicht an der entsprechenden Stelle verweilen, sondern können Ihre Lippen weiterwandern lassen. Das löst bei ihm ein warmes ziehendes Gefühl aus. Gleichzeitig können Sie auch Hand anlegen und umliegende Regionen zusätzlich bearbeiten.

Drücken: Beim Drücken mit Mund, Lippen oder Zunge sollten Sie darauf achten, dass die Zähne nicht an seinem besten Stück schaben – nur die wenigsten mögen das. Der Druck sollte dabei in einem gleichmäßigen Rhythmus ausgeübt werden und nicht abrupt von leicht auf heftig wechseln – sanfte Übergänge sind hier gefragt.

Lecken: Wenn Sie seine empfindlichen Stellen mit Ihrer warmen, feuchten Zunge beglücken, wird es nicht lange dauern, bis ein tiefes Stöhnen aus seiner Kehle dringt. Die Zunge bietet viele Variationsmöglichkeiten. Sie können mit ihr in alle Richtungen lecken, sie kreisen lassen oder seine Hotspots mit ihr anstupsen. Sparen Sie dabei nicht mit Speichel, Männer wissen feuchte Zungenspiele zu schätzen.

Knabbern: Zartes Knabbern z. B. am Frenulum kann als angenehm und stimulierend empfunden werden. Allerdings ist hier Fingerspitzengefühl gefragt. Jetzt sind Sie bereits mit wertvollem Wissen um die Kunst mit dem Mund ausgestattet. Wenn Sie zusätzlich die nachfolgenden Tipps beherzigen, kann eigentlich nichts mehr schiefgehen.

Pure Lust: Verkörpern Sie während Ihrer Lippenbekenntnisse pure Lust, seien Sie die Schlampe, der er so gerne in Pornos zusieht, oder der Gremlin, der nach zwölf Uhr gefüttert wurde. Das Wichtigste ist allerdings, dass Sie wirklich Spaß daran haben und es mindestens genauso genießen wie er. Auch das wird er spüren und es wird ihm einen zusätzlichen Kick verleihen. Das können Sie natürlich nur, wenn bei ihm die Hygiene stimmt. Hat er gerade frisch geduscht? Dann zögern Sie nicht und machen Sie sich ran!

Optimale Position: Es macht Sinn, eine Position einzunehmen, die für beide Partner angenehm ist, da die Nummer mit dem Mund etwas dauern kann – schließlich genießen Sie beide es ja in vollen Zügen. Liegt er auf dem Bett, setzen Sie sich am besten seitlich neben oder zwischen seine Beine. Sie können sich auch rücklings auf seinen Bauch setzen oder über seinem Glied knien und ihm Ihre Blüte ins Gesicht strecken. Ihr Lover kann aber auch auf der Bettkante sitzen oder stehen und Sie widmen sich seinem besten Stück auf den Knien sitzend. Schieben Sie sich hier am besten ein Kissen oder eine andere Polsterung unter die Knie.

Entdeckungsreise: Bei einem guten Blowjob greift man nicht sofort zum Penis und steckt ihn sich in den Mund, um dann wie wild mit den Lippen den Penisschaft auf- und abzufahren. Machen Sie sich die gesamte Klaviatur seiner Lust zunutze und bringen Sie Abwechslung ins Spiel.

Und vergessen Sie nicht: Wie bei allen Spielereien lassen Sie sich auch beim Blowjob Zeit und arbeiten Sie sich langsam von seinen weniger erogenen Zonen hin zu den absoluten Hotspots (siehe S. 70). Beginnen Sie beispielsweise beim Schaft und lecken Sie dort die Unterseite, dann widmen Sie sich den Hoden und erst später lassen Sie Ihren Mund die Eichel umstülpen, saugen leicht daran, üben Druck aus, umfahren den Eichelrand mit Ihrer Zungenspitze und stupsen dabei immer wieder das Frenulum an. Zusätzliches Hand anlegen kann niemals schaden!

Deep Throat: Wenn es ihn antörnt, seinen gesamten Schwanz in Ihrem Mund zu versenken, liegt es an Ihnen, ob Sie das zulassen. Bei vielen Frauen ruft *Deep Throating* allerdings eher einen unangenehmen Würgereiz hervor. Dieser fällt etwas geringer aus, wenn Sie sich auf die Bettkante legen, den Kopf herunterhängen lassen, er über Ihnen steht und sein Gemächt in Ihren Mund schiebt. Ist

Ihnen das zu akrobatisch, lassen Sie das Ganze einfach, denn tatsächlich wird Ihr Liebster weitaus mehr empfinden, wenn Sie seine Eichel gekonnt verwöhnen. Nicht alles, was in Pornos so lustvoll inszeniert wird, verschafft tatsächlich Höhenflüge!

Keine Pausen: Ganz wichtig: Beenden Sie Ihr heißes Spiel mit dem Mund nicht plötzlich. Das ist in etwa so wie die Werbepause, wenn der Film am spannendsten ist.

Finale: Wenn er kommt, bleibt es Ihnen überlassen, ob Sie seinen Saft schlucken, spucken oder über Ihren Händen ergießen lassen. Überlegen Sie sich am besten vor dem Fellatio, was Sie mit seinem Sperma anstellen möchten. Haben Sie sich für das Kommen außerhalb Ihres Mundes entschieden, macht es Sinn, seinen Penis auf den letzten Etappen nur noch mit den Händen zu stimulieren. Für den Mann ist es zweifellos das Größte, wenn sie sein Sperma genussvoll schluckt und sich danach die Lippen leckt, um keinen Tropfen zu vergeuden. Auch gehört es zu den Vorlieben mancher Männer, Frauen das Sperma ins Gesicht zu schießen – ob dieser Wunsch bei Ihnen Gehör findet, ist Ihre Sache. Achten Sie nur darauf, dass nichts davon in die Augen gelangt: Das brennt fürchterlich!

Nachspiel: Wenn er den Gipfel der Lust erreicht hat, sollten Sie sich nicht einfach abwenden und zum nächsten Tagesordnungspunkt überschreiten. Liebkosen Sie ihn weiter mit Streicheleinheiten und Küssen.

So schicken Sie ihn auf eine Achterbahnfahrt

Wenn er wie Wachs in Ihren Händen ist und sein Höhepunkt naht, setzen Sie nochmals einen drauf und zeigen ihm, dass Sie von Tuten und Blasen durchaus eine Ahnung haben.

Umschließen Sie seinen Penis mit Ihrem Mund und saugen Sie genussvoll an der Eichel. So wird sie an den Gaumen gedrückt. Tippen Sie dann mit der Zunge immer wieder an die Eichel und üben Sie so einen rhythmischen Druck auf diesen Hotspot aus. Er wird sich nicht mehr halten können.

Der perfekte Cunnilingus

Sie werden sich jetzt wundern, warum im Folgenden der perfekte Cunnilingus beschrieben wird. Das macht aber durchaus Sinn, denn nicht jeder Mann weiß, wie er wirklich funktioniert. Sie lecken wie wild herum, aber streifen haarscharf an den entscheidenden Stellen vorbei. Und an der Technik hapert es auch nicht selten. Wenn Sie es also gekonnt mit dem Mund besorgt haben möchten, müssen Sie Ihrem Schatz Hilfestellung geben. Helfen Sie Ihrem Partner ein wenig auf die Sprünge und bitten Sie ihn, nachfolgende Techniken beim Cunnilingus einzubauen. Damit tun Sie sich und auch ihm einen großen Gefallen, denn Cunnilingus beschert nicht nur Ihnen, sondern auch den Herren der Schöpfung Freude.

Nichts wirkt für Männer anziehender als der Schoß einer Frau. Sie möchten am liebsten mit dem ganzen Gesicht darin versinken und den sinnlichen Duft ihrer Süßen einsaugen, während sie jede Partie ihrer Weiblichkeit mit Mund, Lippen, Zunge oder Zähnen verwöhnen. Doch nicht jeder Mann versteht es, Frauen mit dem Mund in Verzückung zu versetzen. Ist jedoch ein Experte am Werk, wissen die Ladys sein Zungenspiel sehr zu schätzen. Allerdings erfordert das Spiel mit dem Mund sehr viel Vertrauen, da es besonders intim ist. Viele Frauen haben dabei ein unsicheres Gefühl, weil sie befürchten, ihre Vagina rieche oder schmecke unangenehm. Doch dieser Komplex ist völlig unbegründet, solange die Hygiene stimmt.

Cunnilingus ist so ähnlich wie reife Feigen essen, die Haut wird nach außen gestülpt, das Fruchtfleisch wird lustvoll geleckt und in den Schlund gesaugt. Dabei sind die Techniken vielfältig und alles, was den Mund ausmacht, kommt zum Einsatz.

Saugen: Mit den Lippen saugt es sich hervorragend an der Klitoris – vor allem der Spitze. Während er Sie leckt, können Sie an seinen Fingern saugen und ihm damit zeigen, wie intensiv Sie es gerne möchten.

Drücken: Der Liebste übt mit seiner Zungenspitze leichten bis heftigen Druck auf die Vulva oder Klitoris aus und leckt nach jedem Impuls kurz nach. Männer können während des Leckens ruhig das Kinn auf dem Scheideneingang ablegen und dort damit einen leichten Druck ausüben, auch das bereitet Vergnügen.

Lecken: Die Zunge widmet sich ausgiebig der Klitoris und leckt sie auf- und abwärts – am besten mit der Zungenunterseite. Darüber hinaus kann er mit seiner Zungenspitze ihre Vulva entlangfahren und dabei verschiedenste Formen »nachzeichnen«. Von Schlangenlinien über Dreiecke und Kreise kann alles drin sein. So stimuliert er die vielen empfindlichen Reizpunkte, die in diesem Bereich sitzen.

Knabbern: Sanftes Knabbern am Scheideneingang sowie der Vorhaut der Klitoris kann sehr angenehmen sein. Dabei streifen die warmen feuchten Lippen über die fokussierte Zone, was einen zusätzlichen Wow-Effekt hat.

So kommt er an Ihre Liebesperle

Um die Klitoris direkt stimulieren zu können und die Spannung der Liebesperle zu erhöhen, wird die Klitorisvorhaut leicht angehoben. Hierfür werden die Schamlippen mit der Hand gespreizt. Die andere Hand ruht auf dem Venushügel und führt mit leichtem Druck eine zum Kopf hin gerichtete Bewegung aus. Das können Sie selbst oder der Partner erledigen.

Beim Cunnilingus sollten sich Geschwindigkeit und Intensität der Liebkosungen erst im Verlauf langsam steigern. Der Spannungsbogen sollte sich allmählich aufbauen.

Pure Lust: Genießen Sie jede Berührung Ihres Liebsten, so wie er sich daran erfreut, an Ihrer Liebesfrucht zu naschen. Kurze Quickies haben ihren Reiz, sind aber beim Cunnilingus nicht angesagt. Je mehr Zeit man sich nimmt und je langsamer man die Sache angeht, umso besser. Bis Sie lustvoll Ihren Rücken wölben und sich auf der Zielgeraden befinden, braucht es ein Weilchen – lassen Sie sich nicht hetzen. Und falls seine Zunge ermüdet: Er kann die Bewegungen variieren oder der Zunge eine kleine Pause gönnen und mit den Lippen fortfahren. Zusätzliche Handarbeit ist generell immer ein Mehrwert.

Optimale Position: Wenn er Ihnen einen Cunnilingus beschert, ist die Palette an möglichen Stellungen groß. Wichtig ist auch hier, dass er eine Position wählt, die ihm Nackenverspannungen erspart. Ein Klassiker ist, sich auf den Rücken zu legen, während der Lover auf dem Bauch zwischen Ihren Beinen Platz nimmt. Sie können dabei zwei Fäuste oder ein Kissen unter Ihren Po schieben. So hat er Ihre Blüte direkt vor Augen und erreicht Ihr Lustzentrum relativ einfach. Sie können dabei auch die Beine um seinen Kopf schlingen oder sie auf seinen Schultern ablegen. Für viele Männer geht ein Traum in Erfüllung, wenn sich seine Angebetete auf sein Gesicht setzt – rücklings oder mit dem Blick auf seine Kronjuwelen. Bei letzterer Variante kann er zusätzlich Ihre Brüste mit den Händen kneten oder streicheln. Wenn Sie ihn gleichzeitig mit Ihrem Mund bedenken wollen, bietet sich die 69er-Stellung an. Besonders heiße Aussichten bieten Sie ihm von hinten. Begeben Sie sich in den Vierfüßler-Stand und lassen Sie seinen Mund in Ihrem warmen Schoß auf Entdeckungsreise gehen. Er kann dabei Ihre Schamlippen mit den Händen zur Seite schieben und sein ganzes Gesicht in Ihrer Höhle vergraben. Eine reizvolle Perspektive für beide bietet die folgende Position: Erinnern Sie sich noch an die Kerze im Sportunterricht? So ähnlich funktioniert diese Stellung. Sie recken den Unterkörper nach oben und Ihr Gewicht ruht auf Ihren Schultern, die auf dem Bett liegen. Er stützt Ihre Körpermitte mit seinen Lenden und nimmt hinter Ihnen Platz. Jetzt offenbart sich ihm Ihre Kostbarkeit in ganzer Pracht und Sie können ihm genüsslich dabei zusehen, wie er Sie zwischen den Beinen küsst.

Entdeckungsreise: Klar, die Klitoris ist der absolute Lustpunkt jeder Frau. Aber es gibt jede Menge weiterer erogener Zonen, die erforscht werden wollen. Wenn seine oralen Spielchen zu fest oder zu intensiv sind und Ihre Kleine sehr empfindlich ist, sollten Sie ihm dies sanft zu verstehen geben. Dann kann er sich Ihren Wünschen anpassen, die Intensität verringern und seinen Radius ausbreiten, indem er beispielsweise auch die Innenseite Ihrer Schenkel oder andere erogene Zonen in sein Verwöhnungsprogramm einbezieht.

Keine Pausen: Auch bei Frauen sind Pausen nicht wirklich erwünscht. Die Übergänge von einer Stelle zur anderen bzw. einer Technik zur anderen sollten fließend sein.

Finale: Wenn Sie es nicht mehr aushalten und kurz vor dem Kommen sind, wird er es an Ihrer Atmung und Körperspannung merken. Schließen Sie die Augen und lassen Sie sich auf den Höhepunkt ein. Er wird Sie wie ein Tsunami überkommen, wenn er Ihre vielen Hotspots mit dem Mund verwöhnt hat. Ihre Scheide wird nun deutlich wärmer und Sie werden unglaublich feucht sein. Er vergöttert Sie dafür. Verkneifen Sie sich ein »Fick mich sofort« und genießen Sie den Moment. Im Gegensatz zum Mann können Sie nämlich danach problemlos in die nächste Runde starten.

Nachspiel: Entweder er setzt das Liebesspiel fort, indem er in Sie eindringt, oder Sie sind nun am Zug und bedecken seinen Unterleib mit feuchten Küssen und Streicheleinheiten. Viel Spaß dabei!

Exkurs: Delikate Körpersäfte

Jede Frau hat ihren eigenen Geschmack und ihr ganz individuelles Duftbouquet. Ihre Kleine kann nach Karamell, Wein, Nüssen oder anderen verführerischen Aromen schmecken und duften. Haben Sie schon einmal heimlich daran genascht? Männer lieben dieses besondere Aroma, das sich an ihrem Gaumen und in ihren Geruchsorganen entfaltet, wenn sie Sie mit köstlichen Küssen zwischen Ihren Beinen betören. Es ist das Intimste, was Sie ihnen bieten können, und gehört zu den Schätzen Ihrer Weiblichkeit. Sollten Sie befürchten, dass Sie jenseits des Bauchnabels nach Fisch riechen und wahrscheinlich auch so schmecken, ist das meist unbegründet. Selbst wenn Sie sich nicht unmittelbar vorher im Intimbereich gewaschen haben, gibt es keinen Grund zur Sorge – es sei denn, mit Ihrer Scheidenflora stimmt etwas nicht. Dann sollten Sie einen Arzt aufsuchen.

Richtige Pflege für eine leckere Amusebouche

Durch richtige Pflege sorgen Sie dafür, dass Sie sich auch weiterhin wohlfühlen, wenn er Sie mit Cunnilingus beglückt. Vermeiden Sie häufige Schaumbäder und gebrauchen Sie keine ungeeigneten Seifen oder Duschgels, die die Scheidenflora aus dem Gleichgewicht bringen und die Reinigungs- und Schutzfähigkeit der Vagina negativ beeinträchtigen. Damit öffnen Sie schließlich schädlichen Keimen und Pilzen Tür und Tor. Meistens genügt klares Wasser und die wöchentliche Anwendung von Intimpflegeprodukten auf Molke- oder Ziegenmilchbasis.

Entfernen Sie die feinen Schamhaare auf den Lippen, das ist appetitlicher. Sehen Sie dabei von Trockenrasuren ab, da sie die Haut zu sehr reizen. Auf dem Venushügel sind Ihrem Geschmack in Sachen Frisur keine Grenzen gesetzt. Wie wäre es mit einem gestutzten Dreieck oder einem schmalen Landestreifen? Egal, was Sie frisurentechnisch mit Ihrer Süßen anstellen, Männer sind dem Venus-Delta ohnehin verfallen.

Sich schmackhaft essen

Der delikate Geschmack Ihrer Süßen wird durch reichlichen Genuss von Wasser, Wein, Obst (ganz vorne ist hier Ananas), Nüssen und Milchprodukten wie Joghurt hervorgehoben. Wenn Sie wissen, dass bald eine heiße Nacht voller Zungenspiele ansteht, können Sie 24 Stunden vorher auf starke Gewürze, geruchsintensive Kost, Bier, Kaffee, Süßigkeiten, Kohlenhydrate und Weißmehl verzichten. Sie verleihen Ihrem Liebessaft eine bittere Note. Ebenfalls können Medikamente wie Antibiotika oder Vitamin-Supplemente den Geschmack beeinträchtigen.

Die bunte Welt der Sexshops

Sexshop ist nicht gleich Sexshop. Lassen Sie uns das gleich einmal klarstellen! Da gibt es diese verstaubten und schmuddeligen Dinger (gerne in der Nähe des Hauptbahnhofs) und wirklich edle Erotikboutiquen. Beides mag seinen Reiz haben. Während Sie in den Shops mit rot-schwarzen 90er-Jahre-Charme eher das Spitzencatsuit aus einer mit vergilbten Klebeband verschlossenen Plastikverpackung ziehen, finden Sie in der Erotikboutique hochwertige Wäsche oder Lederanfertigungen. Hier können Sie gut und gerne auch einmal 1.000 Euro für Straußenfedern, einen Edel-Anal-Plug einen Vibrator und hübschen Nippelschmuck lassen. Bei ersterem Etablissement kommen Sie sehr viel günstiger dabei weg: Ein Netzcatsuit kostet hier um die 20 Euro, ein Dildo etwa 25, und wenn er seit Längerem im Regal steht, bekommen Sie den auch gerne mal im Angebot für 10 Euro.

Wenn Sie jetzt weder das eine noch das andere anspricht: Atmen Sie ruhig durch. Es gibt auch den goldenen Mittelweg! Immer mehr Sexshops sprießen aus der Erde, die den Zeitgeist einfangen, modern sind, hochwertige Produkte anbieten und nichts mit dem schmierigen Image diverser einschlägiger Läden zu tun haben. Sie sind nicht überteuert und man muss nicht gleich Wäsche im Wert von 500 Euro kaufen, um freundlich verabschiedet zu werden.

Die Informationen sind schön und gut, aber es ist Ihnen trotzdem peinlich, in einen Sexshop zu gehen? Diese unnötigen Gedanken können Sie getrost beiseitelegen! Zum Beispiel indem Sie sich ein Beispiel an den Japanern nehmen: Die schämen sich gar nicht. Jeder geht dort völlig unverblümt in Sexshops, drückt hier und da auf den Demonstrationsmodellen herum und guckt sich alles ausgiebig an. Man trifft Bauarbeiter, Geschäftsmänner, Hausfrauen und Teenies. Keiner schämt sich, egal, wie absurd die Toys sind, die man gerade begutachtet.

Wie gesagt, die Zeiten der schmuddeligen Läden sind vorbei, die netten Läden mit freundlichem und gepflegtem Personal kommen bei der Mehrheit besser an. Da wird das Dildo-Shoppen zum Einkaufserlebnis und gleicht eher dem Besuch in einer Drogerie. Lassen Sie also Ihre Scham hinter sich und probieren Sie es einfach aus! Sie könnten ja den ersten Versuch auch einfach mal in einer anderen Stadt wagen, da sehen Sie bestimmt keine bekannten Gesichter.

Und wenn es Ihnen wirklich nicht gelingt, Ihre Scham abzulegen, gibt es inzwischen wunderbar sortierte Onlineshops. Die Pakete werden diskret verschickt und Sie müssen nicht befürchten, dass Frau Kling von nebenan über den Inhalt des Pakets Bescheid weiß, wenn sie es annimmt.

Spielzeugkiste und Helferlein

Die Welt der Sexspielzeuge ist groß und bunt, man kann die unterschiedlichsten Dinge mit ihnen anstellen. Darüber hinaus können auch alltägliche Dinge wie Perlenketten oder Fruchtsaft so manchen Spieleabend spannender gestalten. Sexspielzeug und Helferlein eröffnen einen ganz neuen Horizont in Sachen Sex – egal, ob beim Sologebrauch oder mit dem Partner.

Spielzeuge sorgen für Abwechslung

Experimentierfreudige Spieler kommen mit den nachfolgenden Toys garantiert auf ihre Kosten. Die Auswahl beschränkt sich schon lange nicht mehr auf laute Vibratoren aus Hartplastik oder fleischfarbene Dildos. Es gibt spezielle Anal-Spielzeuge, Liebeskugeln, Bondage-Klebebänder, Federkitzler, Fleshlights und viele andere aufregende Artikel für Ihre Spielzeugkiste. Sie mögen es hart, zart, edel oder doch trashig? Auch das sollte kein Problem sein!

Anal-Dildos dienen der Stimulation des Afters. Ihre Form ist speziell an die anatomische Beschaffenheit des Afters und des Enddarms angepasst, sie sind also schmaler als herkömmliche Dildos. Häufig haben sie aus Sicherheitsgründen am unteren Ende einen breiten Sockel.

Anal-Ketten sind ebenfalls ein Toy, das – wie der Name bereits verrät – für die Stimulation des Analbereichs entwickelt wurde. Analketten setzen sich aus mehreren Kugeln zusammen. Dabei sind die runden Lustspender am Anfangsstück etwas kleiner und werden in Richtung Ende Kugel für Kugel zunehmend größer. Das erleichtert das Einführen in den After. Zieht man die Kette während des Orgasmus heraus, wird das Lustgefühl fast bis ins Unermessliche gesteigert.

Anal-Plugs sind ein wunderbares Toy für die Stimulation des Afters. Sie haben eine schmale Basis, damit das Spielzeug nicht durch den Schließmuskel herausgepresst wird. Aus Sicherheitsgründen mündet diese in einen breiteren Sockel. Es gibt Anal-Plugs aus Silikon oder chirurgischem Stahl. Letztere Variante ist besonders hübsch anzusehen, da sie meist mit einem Kristall am Ende verziert ist. Sie werden während des Sex oder der Masturbation getragen und intensivieren das sinnliche Gefühl. Bei Frauen verengen sie die Vagina, was den Herren der Schöpfung zugutekommt.

Eine weitere Variante sind aufpumpbare Anal-Plugs. Sie dehnen den Anus je nach Wunsch und füllen so den Analbereich vollständig aus. Der Vorteil dabei ist, dass sie vor dem Aufpumpen sehr klein sind und das Einführen angenehm ist. Außerdem gibt es die angeschrägten Sexspielzeuge für das besondere Vergnügen im Hintertürchen auch mit Vibrationsfunktion. Sie sorgen für ein leichtes Kitzeln im Anus und stimulieren bei Männern die Prostata.

Anal-Vibratoren gewährleisten durch ihre Länge und die Vibrationsfunktion eine sehr tiefe und intensive Stimulierung des Analbereichs. Die Vibrationsstärke fällt größer aus als bei normalen Vibratoren, da die Muskulatur im Anus kräftiger ist und es mehr Power braucht, um sie in Wallung zu versetzen. Auch bei Anal-Vibratoren ist aus Sicherheitsgründen in der Regel ein Sockel am unteren Ende angebracht.

Augenbinden sind eine lustvolle Art der Hingabe an den Partner. Bedecken sie erst einmal die Augen, kann der Träger oder die Trägerin nichts mehr oder nur eingeschränkt sehen und die übrigen Sinne werden geschärft. Es gibt verschiedene Formen von Augenbinden. Manche sehen aus wie Augenmasken und sind schlicht, andere sind aus Spitze. Hat man keine kunstvolle Maske, kann man auch einen weichen Seidenschal als Augenbinde verwenden.

Ballknebel finden bei Dominanzspielen Anwendung und werden vom devoten Partner getragen. Sprechen ist nach dem Anlegen nicht mehr möglich – man muss also still genießen und kann seine Bedürfnisse nur noch mit Gesten oder Lauten kommunizieren. Im Grunde genommen sind es Gurte, an denen ein Ball angebracht ist, der im Mund platziert wird. Häufig sind diese Bälle mit Luftlöchern versehen, um die Atmung zu erleichtern. Es gibt auch Knebel ohne Ball. Sie erfüllen den gleichen Zweck.

Bondage-Kerzen eignen sich für heiße Wachsspielchen besser als herkömmliche Kerzen, da sie einen niedrigeren Schmelzpunkt haben. Nach dem Schmelzen verwandelt sich das Wachs in wohlduftendes Öl, das sinnliche Massagen ermöglicht.

Bondage-Klebeband wurde für Bondage-Praktiken entwickelt. Es besteht aus Kunststoff und dient zum Verbinden der Augen sowie zum Fesseln der Hand- und Fußgelenke. Das Material ist selbsthaftend und hinterlässt deshalb keinen unangenehmen Klebefilm, auch Haare bleiben nicht daran haften, es ziept also beim Abziehen nicht. Bondage-Klebebänder sind wiederverwendbar und in unterschiedlichen Farben erhältlich – dem Geschmack sind also keine Grenzen gesetzt. Wem Kunststoff nicht zusagt, der kann für Fesselspielchen alternativ auf Seidentücher oder Seile zurückgreifen.

Dildos gibt es in unterschiedlichen Größen und Formen und Materialien: Glas, Silikon, Hartplastik, Holz usw. Auch hinsichtlich der Farbauswahl lassen sie keine Wünsche offen. Man kann zwischen verschiedenen Hautfarben wählen oder zu knallpink, transparent, schwarz, gelb usw. greifen. Dildos haben im Gegensatz zu Vibratoren keine Vibrationsfunktion. Häufig haben sie aus Sicherheitsgründen am unteren Ende einen breiteren Sockel. Wie Penisse sind sie vielseitig einsetzbar: oral, vaginal und anal.

Für doppelten Spaß sorgt der Doppeldildo. Hier können beide Seiten eingeführt werden, was die gleichzeitige Penetration von zwei Partnern ermöglicht. Sie sind meist so flexibel, dass man auch beim Solosex von ihnen profitieren kann, indem man sie gleichzeitig anal und vaginal einführen kann.

Eine andere Variante sind aufpumpbare Dildos. Sie werden nach dem Einführen bis zur Wunschgröße aufgepumpt und füllen so den gesamten Vaginalbereich aus.

Dildo-Harnesse (auch Strapons) werden angeschnallt und ermöglichen es der Frau, den Partner oder die Partnerin zu penetrieren. Dabei können die Dildos je nach Belieben ausgetauscht werden.

Elektro-Sexspielzeuge sind elektronisch betriebene Sex-Toys wie z.B. Anal-Plugs, Mini-Vibratoren, Penisringe oder Nippelspangen. Ihre Vibrationen dringen tief in das Muskelgewebe ein und sind variabel.

Federkitzler werden zur Reizung des Tastsinns eingesetzt. Dabei handelt es sich um eine einzelne Feder oder mehrere Federn, die an einem Stöckchen fixiert sind. Es ist eine sehr sinnliche Art, den Körper des anderen zu streicheln.

Fleshlight ist ein Toy für Männer, das auf den ersten Blick wie eine Taschenlampe aussieht (daher der Name; engl. *flashlight* = Taschenlampe) und im Inneren ein weiches Material enthält. Dabei mimt die Hülle am Eingang die weibliche Vulva und ist entsprechend hautfarben gestaltet. Fleshlights ermöglichen dem Anwender das Gefühl von Oral- oder Vaginalverkehr. Sie eigenen sich hervorragend zur Masturbation, können aber auch beim Paarsex für Stimmung sorgen.

Gerten sind den meisten wohl aus dem Pferdesport bekannt und werden ähnlich wie eine Peitsche gebraucht. Auch im Bett finden sie Verwendung und haben dort durchaus ihren Reiz. Durch ihre relativ kleine Oberfläche wird im Gegensatz zur Peitsche nur ein geringer Bereich mit den Hieben konfrontiert, der gezielt angepeilt werden kann. Allerdings eignen sie sich nicht nur zum Schlagen. Sie können gleichermaßen wie der Federkitzler zum sanften Stimulieren der empfindlichen Nervenenden auf der Haut verwendet werden. Hierfür werden streichende Bewegungen ausgeführt.

Gurtlose Strapon-Dildos sind im Prinzip Doppeldildos. Sie werden in die Vagina der Partnerin eingeführt, die dann ihr Gegenüber mit dem anderen Ende penetrieren kann. Der Körperkontakt ist hier höher als beim Harness-Dildo.

Halsbänder schränken den devoten Träger oder die Trägerin ein und werden zur Kontrolle vom dominanten Gegenüber eingesetzt. Manche haben verschließbare Schnallen, an die der Träger oder die Trägerin nicht herankommt, um sie zu öffnen. Hierdurch wird die untergebene Rolle abermals gesteigert. Teilweise sind diese Halsbänder auch mit O-Ringen versehen, an welchen Ketten, Riemen oder Leinen angebracht werden können.

Handschellen werden für Fesselspiele eingesetzt und man bringt sie an den Handgelenken an. Sie bestehen aus zwei metallenen Handschellen, die mit einer kurzen Kette verbunden sind. Häufig werden Handschellen auch mit Plüsch ummantelt, um unangenehme Reibungen an der Haut zu vermeiden.

Fixiert man zum Beispiel die Hände seines Partners am Bettrahmen oder einer anderen Vorrichtung, schränkt das dessen Bewegungsfreiheit beim Liebesspiel enorm ein. Ihr Partner ist Ihnen somit komplett ausgeliefert – und Sie können mit ihm anstellen, was Sie wollen. Ist das nicht eine schön prickelnde Vorstellung?

Hodenteiler sind ein beliebtes Utensil in der Bondage-Szene. Sie werden um den Hodensack oder den Penis gelegt und bringen die Hoden in eine symmetrische und sehr eingezwängte Position bzw. teilen sie. Auch das sorgt für prickelnde Erotik!

Hodenstretcher ähneln Hodenteilern. Allerdings sind sie zusätzlich mit Schlaufen versehen, die zum Anbringen von Gewichten dienen. Sie haben den Sinn, den Hodensack nach unten zu ziehen.

Klitorisklemmen sollen der Trägerin süße Schmerzen in der Klitoris bereiten. Sie werden entweder direkt an der Klitoris oder der Klitorisvorhaut angebracht. Sie vergrößern den Kitzler, wodurch er während des Verkehrs besser zu erreichen ist. Klitorisklemmen rufen ein Taubheitsgefühl an der Klitoris hervor, was die Lust in Kombination mit dem Schmerz steigern soll.

Klitorispumpen steigern die Sensibilität der Klitoris, indem sie hier einen saugenden Effekt ausüben. Dadurch schwellen Klitoris sowie Schamlippen während der Anwendung an. Manche Pumpen sind zusätzlich mit einem Klitorisvibrator versehen, was das Gefühl abermals intensiviert.

Liebeskugeln werden zur Stärkung der Beckenbodenmuskulatur in die Vagina eingeführt. Häufig weisen sie integrierte Gewichte auf, die bei der Trägerin ein angenehmes Gefühl auslösen. Weitere Bezeichnungen für Liebeskugeln sind Geisha-Kugeln, Vaginaku-geln, Duo-Kugeln oder Liebeseier.

Magic-Wand-Vibratoren sind unschlagbar. Sie haben einen großen Kopf und häufig einen flexiblen Hals, der an einer festen Halterung angebracht ist. Der Kopf ist dabei aus einem weichen Material und stimuliert mittels regulierbarer Vibration eine recht große Fläche. Die meisten Exemplare sind netzbetrieben, was den Vorteil hat, dass die Vibrationen so intensiver ausfallen. Allerdings beschrän-ken sich damit die Örtlichkeiten, an welchen man die wunderbaren Vibratoren einsetzen kann. Haben Sie am besten immer ein Ver-längerungskabel zur Hand. Während Frauen damit ihren gesamten Vulvabereich sowie die Klitoris massieren können, schätzen Männer hiermit vor allem die Massage am Damm oder an den Hoden.

Masken haben seit jeher den Zweck, das Gesicht des Trägers auf geheimnisvoll verführerische Art zu verhüllen. Aus diesem Grund werden sie auch gern auf erotischen Veranstaltungen wie Swinger-oder Fetisch-Partys getragen. Aber auch bei Rollenspielen erweisen sie brauchbare Dienste.

Masturbatoren für Männer sind beispielsweise die Taschen-Mu-schi oder Vagina-Imitate. Sie werden während der Masturbation in der Hand gehalten und penetriert. Im Inneren sind sie mit ei-ner angenehmen Struktur ausgestattet, die dem Anwender das Ge-fühl gibt, eine Vagina zu penetrieren. Gleitmittel sollten dennoch zusätzlich benutzt werden, damit alles schön flutscht. Man kann solche Masturbatoren solo oder auch als Vorspielvariante mit dem Partner gebrauchen.

Nippelsauger erzielen einen saugenden Effekt an den Nippeln, indem sie ein Vakuum schaffen. Dadurch werden nach der Anwendung deren Empfindlichkeit sowie Größe gesteigert – teilweise dauerhaft.

Nippelspangen werden an den Brustwarzen angebracht und lösen dort sanften Schmerz aus. Es empfehlen sich verstellbare Klemmen, da man mit ihnen den Druck auf die Brustwarzen regulieren kann. Darüber hinaus gibt es auch vibrierende Nippelspangen, deren integrierte Vibratoren die Stimulation der Klemmen steigern. Nach der Anwendung schwellen die Nippel an und sind überaus sensibel – was das Liebesspiel noch lustvoller werden lässt.

Peitschen verursachen durch ihre flexiblen Enden Schmerzen und gegebenenfalls Striemen auf der Haut. Besonders beliebt sind Bullen- oder Riemenpeitschen. Letztere setzen sich aus mehreren Riemen zusammen, die entweder aus Leder, Gummi, Metall, Baumwolle, Kunststoff oder Seilen gefertigt sind. Im Gegensatz zur Gerte verteilt sich die Kraft des Hiebs auf mehreren kleinen Oberflächen und sorgt für stechende Schmerzen. Man kann mit Peitschen aber auch streichende Bewegungen ausführen.

Penispumpen vergrößern und stärken die Erektion des Penis und steigern so die Befriedigung des Mannes während des Sex oder der Masturbation. Hierfür wird der Penis in die Pumpe eingeführt, die aus einem luftdichten Zylinder besteht. Anschließend wird durch Pumpen ein Vakuum erzeugt, wodurch sich die Blutzirkulation im Glied erhöht. Es wird dadurch härter, sensibler und schwillt an. Die Wirkung ist in der Regel nur vorübergehend.

Penisriemen verstärken wie Penisringe die Potenz und die Erektion des Trägers. Sie sind aus Stahl oder Leder gefertigt.

Penisringe blockieren den Blutfluss des Penis, was dazu führt, das die Erektion des Mannes beibehalten wird. Außerdem wird der Penis härter und vorübergehend größer. Einsteiger sollten auf dehnbare Ringe aus Kunststoff zurückgreifen. Profis bevorzugen häufig unflexible Ringe aus Metall.

Darüber hinaus gibt es auch Penisringe mit zusätzlicher Vibrationsfunktion sowie einem Klitorisstimulator, der die Partnerin während des Sex erregt.

Schlagpaddel dienen zum Versohlen des Hinterns des Partners. Sie sind flach und häufig aus Leder oder Holz gefertigt. Durch ihre Anwendung werden die Nervenenden in der Haut angeregt, was neben dem Klatschen und den Berührungen einen zusätzlichen sinnlichen Effekt hat.

Sexschaukeln sind wohl spätestens seit Samantha aus *Sex and the City* weithin bekannt. Sie setzen sich aus einem Sitz bzw. Gurt sowie einem Bügel zusammen und ermöglichen freies Experimentieren mit akrobatischen Stellungen.

Sexpuppen ersetzen den Partner im Bett (na ja ... nicht ganz) und ermöglichen eine ganz andere Art der Masturbation. Sie sind mit vielen Löchern versehen, sodass man verschiedenste Praktiken mit ihnen exerzieren kann. Ein besonders realistisches Gefühl sollen im Gegensatz zu den aufblasbaren Puppen realistische Puppen geben, die aus Silikon gefertigt sind. Man kann sie auch nach den eigenen Wünschen und Vorlieben anfertigen lassen. Allerdings ist das eine recht kostspielige Angelegenheit.

Strapon-Vibratoren werden auch als »Schmetterlingsvibratoren« bezeichnet. Sie erlauben die freihändige Stimulation der Klitoris. Schmetterlingsvibratoren können auch während des Geschlechtsverkehrs getragen werden oder in Kombination mit anderen Vibratoren oder Dildos diverse Solo-Spiele versüßen.

Vaginapumpen verursachen einen saugenden Effekt an der Vulva. Sie steigern ihre Sensibilität und lassen die Schamlippen sowie die Klitoris vorübergehend anschwellen. Es gibt zudem Vaginapumpen mit integriertem Vibrator, was die lustvolle Wirkung abermals erhöht.

Vibratoren sind phallisch geformte Sexspielzeuge mit Vibrationsfunktion. Es gibt sie in verschiedensten Formen, Größen, Materialien und Farben. Sie sind genoppt, gerillt, glatt, porös, stachelig oder sehen aus wie ein Penis und sind mit »Venen« durchzogen. Manche sind laut, während andere diskret leise sind. Einige funktionieren per Schalter und andere werden mit Fernbedienung betrieben, was den Lustfaktor zusätzlich steigert, wenn der Partner hier die Kontrolle übernimmt. Viele Vibratoren sind speziell für die Vagina konstruiert – hier gibt es beispielsweise spezielle G-Punkt-Vibratoren oder solche mit Extraaufsätzen, die die Klitoris stimulieren –, andere sind etwas kleiner und sollen nur die Klitoris oder die Vulva beglücken, wiederum andere sind an die Beschaffenheit des Anus angepasst. Darüber hinaus gibt es Doppelvibratoren, die wie der Doppeldildo zwei einführbare Enden haben. Das sorgt für zweifachen Spaß.

Besonders klein und handlich sind Fingervibratoren. Sie werden über den Finger gezogen und gestalten das Spiel mit den Händen noch prickelnder. Auch beim Oralsex können sie gute Dienste leisten.

Helferlein für noch mehr Vergnügen

Wenn Sie denken, dass nur Sex-Toys den sexuellen Horizont erweitern können, liegen Sie falsch! Es gibt so einige Dinge, die Pep ins Bett bringen können. Haben Sie schon einmal Fruchtsaft zwischen Ihre Schenkel gegossen, als er Sie geleckt hat? Oder ihm eine Perlenkette um Hoden und Penis gewickelt, wenn Sie es ihm besorgt haben? Nein? Dann wird es höchste Zeit, mal tief in die Trickkiste zu greifen.

Champagner ist ein alter Klassiker in der Rubrik der Helferlein. Er steht für Eleganz und Luxus, prickelt nicht nur in der Kehle, sondern auch wunderbar in Hautvertiefungen wie dem Nabel oder am Hals. Die Sinnlichkeit geht weiter, wenn Sie ihm den perlenden Wein von der Haut lecken oder aus den Vertiefungen schlürfen.

Eiswürfel üben durch ihre kalte Temperatur Reize in den Nervenenden aus. Sie können die eiskalten Überraschungswürfel entweder sanft über seine Haut streichen oder einen Eiswürfel vor dem Fellatio in den Mund nehmen – Meisterinnen können ihn sogar währenddessen darin behalten. Er wird zucken vor Lust. Besonders sinnlich ist auch, wenn sich das Eiswasser in schmalen Rinnsalen über die Haut ergießt – ein wundervoller Anblick!

Fruchtsaft ist zum Trinken da. Das stimmt! Aber wie wäre es, wenn Sie ihn einfach in Ihren Schoß gießen, damit er seine Zunge damit benetzen kann, während er Sie leckt? Glauben Sie mir, das hat schon so manchen Mann um den Verstand gebracht.

Gürtel oder Seidentuch sind nicht nur hübsche Accessoires, sondern lassen sich auch spielend ins Liebesspiel einbauen. Wer es etwas härter bevorzugt, greift zum breiten Ledergürtel und fesselt seinen

Partner damit. Zartbesaitete sollten auf Seidentücher setzen. Man kann mit ihnen auch die Augen verbinden, was die übrigen Sinne schärft. Außerdem fühlen sie sich sehr erotisch auf nackter Haut an.

Haarbürsten sind nicht zu unterschätzen, was das Bett anbelangt. Schnappen Sie sich die Ihre und funktionieren Sie diese doch einmal zum Streichelutensil um. Die Noppen und Borsten rufen ein erotisches Kribbeln auf der Haut hervor und fördern die Durchblutung. Sie können Bürsten auch als Schlagpaddel verwenden, indem Sie Ihrem Schatz mit der Rückseite den Hintern versohlen.

Honig, Schokolade und Sahne sind ebenfalls ein Klassiker, den wohl jeder kennt. Wenn diese süßen Sünden Lippen, Genitalien, Brustwarzen oder andere empfindliche Stellen benetzen, kann man sie ausgiebig ablecken und so den Partner in Höhenflüge versetzen.

Löffel können nach einem kurzen Aufenthalt im Gefrierfach ein herrlich prickelndes Gefühl auf der Haut auslösen, wenn man damit den liebesheißen Körper entlangstreicht.

Minzpastillen verleihen frischen Atem, der beim Küssen definitiv von Vorteil ist. Aber sie haben weitere Vorzüge: Nehmen Sie eine Minzpastille in den Mund und befriedigen Sie Ihren Partner anschließend oral. Der Wechsel zwischen der warmen Temperatur Ihres Mundes und dem kühlenden Effekt der Pastillen wird ihn durchdrehen lassen.

Perlenketten sind nicht nur elegant, sondern lösen intensive Gefühle aus – bei Mann und Frau. Schlingen Sie die Perlen um seinen Hodensack und die Peniswurzel, sodass Sie eine kleine Schlaufe am Ende in die Hand nehmen können. Mit dieser können Sie den Druck regulieren, den die Perlen auf sein bestes Stück ausüben.

Zusätzlich massieren die kleinen Kügelchen seine empfindliche Zone. Wenn Sie auf ihm reiten, können auch Sie an dem Vergnügen teilhaben und sich an den Perlen reiben. Das ist eine Massage der Extraklasse, die obendrein das Blut im Penis staut, was ihn noch mehr erregt, wodurch sein Glied vergrößert und härter wird.

Hinweis: Verwenden Sie keine echten Perlen, da sich das Perlmutt lösen kann und dies zu Verletzungen führt.

Masturbatoren aus der Speisekammer

Viele schwören auf Maiskolben, Gurken, Auberginen und allerlei andere Produkte aus der Speisekammer. Lassen Sie diese am besten dort, wo sie hingehören: im Gemüsefach. Sie könnten sich damit gefährliche Infektionen holen, da Lebensmittel oft mit giftigen Pestiziden behandelt sind, die die Schleimhaut schädigen. Auch können sie mit Bakterien belastet sein, die Ihre Scheidenflora ungünstig beeinflussen. Kurz: Das Ganze ist eine recht unhygienische Sache! Noch dazu werden Nahrungsmittel meistens im Kühlschrank gelagert und glauben Sie mir, es dauert lange, bis die Kälte vertrieben ist. Das wollen Sie nicht zwischen den Beinen haben!

Aber wenn Sie es dennoch nicht lassen können, dann Bioware verwenden, anwärmen, reinigen und/oder ein Kondom darüberstülpen und viel Spaß damit!

Die Fick-mich-Beichte

Sie sind nun völlig aufgeladen mit sexueller Energie und Wollust, das Vorspiel neigt sich langsam dem Ende zu. Jede Stelle des Körpers kribbelt und untenherum fühlt es sich warm und feucht an.

Es ist, als ob man jeden Pulsschlag dort spüren könnte. Ihm wird es nicht anders gehen. Wenn Sie ihn nun Einlass in Ihre Schatzkiste gewähren möchten und ihn komplett in Ihren Bann ziehen wollen, können Sie das auch mit zwei Worten tun. Ihr Körper ist nicht Ihre einzige Liebeswaffe, die Sie besitzen. Er wird wie Wachs dahinschmelzen, wenn Sie ihm ein schlichtes »Fick mich« in die Ohren säuseln. Spätestens jetzt wird auch das letzte bisschen Blut aus seinem Körper in seinen Penis schießen. Machen Sie das aber nur, wenn Sie auch wirklich bereit sind und sich Ihr Höschen vor Ungeduld am liebsten sofort eigenhändig hinunterreißen möchten. Gratulation! Sie haben den *Point of no Return* erreicht! Ab in die nächste Runde.

JETZT GEHT'S ZUR SACHE

Spielchen und Stellungen für frischen Wind in der Kiste

Unsere Haut war nicht mehr unsere Grenze, wir waren
nicht mehr weiblichen und männlichen Geschlechts,
wir fühlten uns außerhalb unserer Körper, etwas
oberhalb vielmehr, und schwebten irgendwie, Seele
an Seele, in einer undeutlichen Zeitdimension.

BENOÎTE GROULT: *SALZ AUF UNSERER HAUT*

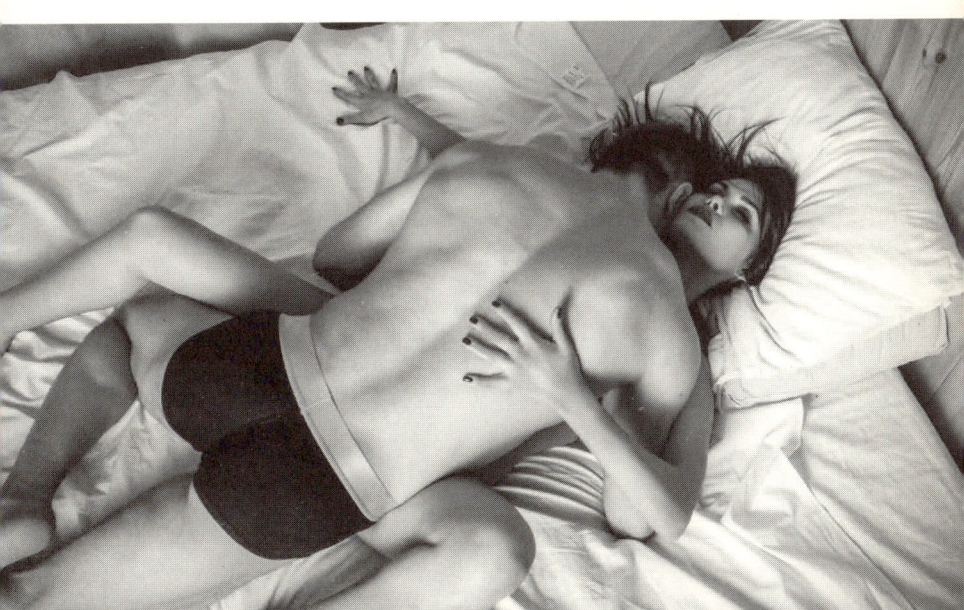

Im dritten Akt ist die Stimmung am Kochen und man gibt sich völlig der Ekstase hin: Blümchensex, *Dirty Talk*, Fesselspiele, Fetisch, Rollenspiele … Alles kann, nichts muss! Ein Blick über den Tellerrand hat noch nie geschadet, weshalb Sie ruhig hier und da einen Schritt auf neues Terrain wagen können. Das bedeutet nicht, dass Sie sich gleich in einen Darkroom begeben oder einen Strapon umschnallen sollen, aber sich über die breite Palette an verführerischen Möglichkeiten zu informieren kann durchaus erhellend sein. Wer weiß, vielleicht entdecken Sie auf den nachfolgenden Seiten ja etwas, das Ihr Herz höherschlagen lässt?!

Wenn es ein bisschen wilder wird und Sie die eine oder andere Schramme davontragen, weil Sie vor lauter Aneinanderreiben vom Bett geflogen sind oder er Sie so hart auf die Motorhaube geklatscht hat, dass Sie die blauen Flecken nicht mehr zählen können, ist das auch in Ordnung. Reiben Sie sich wie die Tiere aneinander, lecken Sie sich gegenseitig ab, graben Sie Ihre Finger in das Fleisch des anderen und küssen Sie sich leidenschaftlich dabei. Genießen Sie Ihre Sinnlichkeit.

Halten Sie sich mit Stöhnen nicht zurück und verschieben Sie ruhig die Schlafzimmermöbel im Eifer des Gefechts mit der Kraft Ihrer Lenden. Pfeifen Sie darauf, was die Nachbarn denken! Es geht nur um Sie, Ihren Partner und Ihr gemeinsames erotisches Spiel. Legen Sie sich ins Zeug und katapultieren Sie sich gegenseitig in die verführerische Welt der absoluten Lust und Hingabe.

Dirty Talk

Optische Reize bringen seine schmutzigen Gedanken zweifellos zum Keimen. Aber Sex ist eine Angelegenheit, die alle Sinne involviert. Darunter auch das Hören. Bringen Sie es unbedingt mit ins Spiel und hauchen Sie ihm verschiedenste süße Sprüche ins Ohr, während Sie es tun – übrigens am besten ins linke, von hier geht es nämlich direkt in seine emotionale Hirnhälfte. *Dirty Talk* ist ein ungeheuer wirksames Mittel, um ihn auf Touren zu bringen. Zu Beginn mögen Sie sich dabei vielleicht etwas seltsam fühlen, aber nach den ersten Sätzen legt sich das. Nur texten Sie ihn nicht pausenlos zu wie eine Hörspielkassette. Es gilt: Maße statt Masse.

Die beherzte Fick-mich-Beichte hatten wir bereits. Aber wie sieht es mit anderen Schweinereien aus? Sie müssen nicht unbedingt die Oberdrecksau mimen, die Bandbreite an Schattierungen beim *Dirty Talk* ist sehr breit. Sie können die devote Liebhaberin ebenso wie die dominante und verruchte Gefährtin abgeben. Auch hier gilt: Seien Sie authentisch. Flüstern Sie ihm zu, was in Ihnen vorgeht – oder schreien Sie es laut hinaus!

So funktioniert Dirty Talk

Wichtig ist auch hier die Abwechslung. Wenn Sie ihm hundertmal hintereinander »Fick mich wie eine Hure« um die Ohren hauen, verliert das schnell an Reiz und nützt sich ab. Schulen Sie also Ihren erotischen Sprachschatz. Synonyme sind hier der Schlüssel zum Glück.

Befehle wie »Mach's mir fester« sind gut und durchaus sinnvoll, allerdings kann es auch spannend sein, wenn Sie ihn auf eine sinnliche Expedition schicken. Führen Sie ihn und geben Sie ihm konkrete Anleitungen. Schicken Sie ihn von Ihren Ohren über Ihren Nacken zu Ihrem Schoß, den Fersen und wieder zurück und sagen Sie genau, was Sie dort von ihm möchten.

Auch können Sie ihm den Zugang zu fantastischen Welten gewähren. Teilen Sie ihm mit, wo Sie es in Ihren Gedanken gerade treiben, was Sie tragen, wo er Sie berührt und warum. Lassen Sie Ihrer Kreativität freien Lauf und schenken Sie ihm Bilderwelten, die ihn beflügeln.

Jeder Mann möchte auch gerne verbal gestreichelt werden. Loben Sie ihn deshalb auch hin und wieder. Das können Sie liebevoll oder verrucht machen.

Spielen Sie mit Ihrer Stimme. Es ist auch für Sie besonders lustvoll, wenn Sie beim Ausatmen die Stimme etwas senken. Der Liebesakt ist pures Drama. Hauchen Sie Ihrer Stimme also Dramatik ein und untermalen Sie Ihre Worte mit Seufzern. Machen Sie auch immer wieder eine Pause in den Sätzen. Das funktioniert in etwa so: »Lecke meine Nippel …« – *dramatische Pause* –, »so fest du kannst.«

Kleine Dirty-Talk-Fibel

Wenn Sie absoluter Einsteiger in Sachen *Dirty Talk* sind und nicht genau wissen, wie Sie das Ganze anstellen sollen, können Ihnen die nachfolgenden Anregungen garantiert behilflich sein.

Lobgesänge: Hier können Sie alles sagen, was sein Ego streichelt. Folgende Aussagen sind immer willkommen: »Das fühlt sich so gut an«, »Ich liebe deinen schönen Schwanz«, »Dein Penis ist so wundervoll hart«, »Du machst mich wahnsinnig!«

Aufforderungen: Aufforderungen sind immer gut. Es wäre ein Wunder, wenn er nicht darauf eingeht. Beispiele sind: »Stell mit mir an, was du willst!«, »Fass mich hier an!«, »Nimm mich von hinten!«, »Mach's mir ganz tief!«

Beschreibendes: Versuchen Sie auf sinnliche und lüsterne Art und Weise das anzukündigen, was Sie mit ihm vorhaben. Aber versprechen Sie dabei nichts, was Sie nicht auch einhalten werden. »Ich drehe mich jetzt um und werde dir meine Muschi hinstrecken. Wirst du sie dann lecken wie eine Leckmuschel?« oder »Ich nehme jetzt deine Eichel in meinen Mund und werde sie lutschen, als ob es kein Morgen mehr gäbe!«

Fantasiereisen: Hier lassen Sie ihn alles über Ihre sexuellen Fantasien wissen. »Wie wäre es, wenn ich dir morgen bei der Arbeit einen Besuch abstatte und wir es auf deinem Schreibtisch tun?« oder »Ich stehe auf einer einsamen Brücke und du schiebst mir das Röckchen hoch, bumst mich von hinten, ohne dass ich weiß, wer du eigentlich bist!« wären Beispiele hierfür.

Heiße Filmchen

Etwas ganz anderes als *Dirty Talk* sind Pornos. Sie sind nichts Neues und stehen auch garantiert nicht unter dem Stern von ultimativ gutem Sex. Klar können sie die Fantasie mächtig anheizen – egal, ob beim Solosex oder zu zweit. Schauen Sie ruhig mal mit Ihrem Liebsten so einen heißen Streifen, aber achten Sie auf Qualität. Denn seien wir mal ehrlich: Was zum Teufel machen da manche Frauen? Welche Frau hat denn Spaß dabei, wenn es sie würgt, weil ihr Partner ihr seinen Penis zu tief in den Rachen hineinschiebt? Mit gutem Sex hat das relativ wenig zu tun – zumindest nicht mit dem ultimativ guten Sex, von dem hier die Rede ist!

Zurück zum *Corpus delicti*. Die Bandbreite an Kategorien ist riesig. MILF, Cougar, Old & Young, Cumshot, Bondage, Brutal, Asian, Latinas usw. stehen je nach Gusto zur Verfügung. Allerdings dauert es ewig, bis man sich durch die ganzen Filme geklickt hat und endlich etwas Taugliches gefunden hat, das die momentane Fantasie erfüllt. Warum? Weil das Vorschaubild meistens erregender als der Rest des Filmchens ist. Das bedeutet, man klickt sich wie ein Wahnsinniger von Clip zu Clip, und ehe man sich versieht, ist eine Stunde herum. Außerdem sind die Fünf-bis-zehn-Minuten-Clips einfach viel zu kurz und kommen nicht immer auf den Punkt. Darüber hinaus sind die Filmchen häufig verpixelt, müssen teilweise ewig buffern und beim Vorspulen sieht man nicht, was man überspringt. Abgesehen davon, lauern im Internet jede Menge Viren. Fazit: Internet ist einfach keine Dauerlösung!

Ich empfehle Ihnen den guten alten Gang in die Videothek oder in die Videoabteilung eines Sexshops. Klingt altbacken, ist es auch, macht aber wirklich mehr Sinn.

Oder Sie drehen Ihren eigenen sexy Streifen – entweder alleine und servieren Ihrem Schatz damit einen leckeren Appetithappen oder Sie setzen sich gemeinsam in Szene. Das macht Spaß beim Filmen und heizt an anderen Tagen ordentlich ein!

Kamera läuft

Nennen Sie mir einen Mann, der nicht durchdreht, wenn ihm seine Angebetete ein heißes Filmchen oder ein Bild von sich schickt. Nun kann man sich blindlings mit dem Smartphone filmen oder die Kameraeinstellung so handhaben, dass man sieht, was der Schatz später zu sehen bekommt. Kleiner Tipp: Machen Sie Letzteres! Die Ergebnisse sind einfach besser. Wenn man es sich aber beherzt selbst machen möchte und dabei alle Hände frei haben will, sollte die Kamera auf einem Tischchen oder einem Stuhl in passender Höhe installiert werden. Ein Buch als Stütze kann hier hilfreich sein.

Und dann geht es auch schon zur Sache. Versuchen Sie das Chaos im Hintergrund etwas zu begrenzen und schieben Sie Wäscheberge oder Zeitschriften zur Seite. Legen Sie sich dann entspannt zurück und packen Sie es an – lasziv oder zurückhaltend, ganz wie Sie wollen. Aber seien Sie immer eines: authentisch!

Ölen Sie sich ein, das sieht immer besser aus, weil die Haut dann so schön schimmert. Dann recken Sie Ihr glänzendes Hinterteil in die Kamera oder Ihre Brüste, beginnen Sie damit, sich zu streicheln, und verführen sich und ihn nach allen Regeln der Kunst. Schöne Wäsche kann auch nicht schaden. Steht Ihr Schatz vielleicht auf glänzende High Heels oder gar Turnschuhe? Dann an damit! Setzen Sie alle Waffen ein, die Ihnen zur Verfügung stehen. Sie können zwischendrin auch gerne einmal sagen, wie sehr Sie Ihren Liebsten gerade spüren möchten und an welche Hotspots seines Körpers Sie gerade denken.

Sie können sich ruhig Zeit dabei lassen, denn im Nachhinein kann man das sexy Tape wunderbar schneiden – dafür müssen Sie es auf Ihren Rechner spielen und sich ein entsprechendes Programm besorgen. WhatsApp verfügt zwar auch über eine entsprechende Funktion, in Anbetracht des heiklen Materials und aus Sorge um den Datenschutz würde ich davon allerdings eher abraten.

Achtung: Bei Männern besteht hohes Suchtpotenzial, was solche Aufnahmen betrifft. Machen Sie sich gefasst darauf, dass er regelmäßig um ein neues Tape betteln wird!

Und wenn Sie Ihren gemeinsamen Spaß festhalten möchten, gibt es zwei Möglichkeiten: Entweder Sie platzieren die Kamera ebenfalls an einer festen Stelle (z. B. Fensterbank, Stativ o. Ä.) oder Sie filmen den Sex aus seinem oder Ihrem Blickwinkel. Beides ist scharf! Was man dann mit den hausgemachten Pornos macht? Entweder Sie schauen sich den Clip später gemeinsam an, um Ihre Lust aufeinander zu steigern, oder Sie spielen ihn in einsamen Nächten ab, um damit die Erinnerung auf Trab zu bringen.

Rollenspiele

Männer wie Frauen träumen ab und zu einmal von Sex mit einer fremden Person. Daran ist nichts Verwerfliches. Es sind schließlich Fantasien. Rollenspiele können dieses Bedürfnis stillen, wenn man sich darauf einlässt und sie gekonnt ausführt. Das sexy Laienspiel funktioniert allerdings nur, wenn zwischen den Partnern großes Vertrauen herrscht. Mit einer neuen Eroberung wird man wahrscheinlich nicht gleich die Professorin-Schüler-Nummer durchziehen wollen.

Am Anfang mag es vielen irgendwie seltsam erschienen, vor dem Schatz im Pilotenkostüm oder in der Polizistinnenuniform zu stehen und laszive Spielchen zu treiben. Aber wie auch sonst in Sachen Sex gilt: Lachen ist erlaubt! Abgesehen davon, müssen Sie ja auch nicht gleich von null auf hundert gehen. Beginnen Sie einfach mit einer leichteren Variante. So können Sie beispielsweise ein nettes Tänzchen vor ihm wagen und die heiße Stripperin vom sexy Nachtklub nebenan mimen, bevor Sie sich ins Krankenschwesterkostüm werfen. Man muss auch nicht immer an den Klassikern wie Sekretärin und Chef, Dienstmädchen und Herr des Hauses oder Chauffeur und Millionärsgattin festhalten. Entwickeln Sie eigene Geschichten, eigene Rollen. Was sind Ihre verruchten Fantasien? Leben Sie sie aus und Vorhang auf für Ihre Bühnenshow.

So funktioniert es mit den Rollenspielen

Stimmen Sie sich mit einem heißen Filmchen ein. Das kann ein Porno oder ein softer Erotikfilm sein.

Inspirationen geben die vielen Rubriken auf Pornoseiten. Da ist alles dabei von Schulmädchen mit Professor bis hin zur Nonne mit dem Priester. Aber auch weitaus exotischere Kategorien können Sie hier finden. Sprechen Sie mit Ihrem Partner über die gemeinsamen Fantasien. So lässt sich sicher eine gute Besetzung finden.

Besorgen Sie alle nötigen Requisiten, von der Gerte bis zur Milchkanne. Das macht die Bühnenshow noch prickelnder.

Machen Sie ein Codewort aus, falls es bei Ihrem Spielchen etwas ruppiger zur Sache geht. So können Sie die Nummer unterbrechen, wenn es Ihnen zu viel des Guten wird.

Kleine Rollenspiel-Fibel

Wie gesagt, verkörpern Rollenspiele die individuelle Fantasie der Beteiligten. Falls Sie noch ein wenig im Dunklen tappen, können Ihnen diese Klassiker der Rollenspiele vielleicht als Inspiration dienen.

Hilfe, mein Rohr leckt: Da steht sie nun, die hilflose Hausfrau. Das Rohr in der Wand leckt und der Klempner muss herbeieilen. Sie öffnet ihm die Türe und steigt sogleich auf einen Stuhl, um ihm zu zeigen, wo es feucht ist. Aber was ist das? Unter ihrem kurzen Kimono trägt sie nichts! Da sollte er schnell zur Tat schreiten und ihren Abfluss mit seiner Zunge stopfen.

Bitte gründlich saugen: Es ist Samstag und der Wochenendputz steht an? Das ist die Gelegenheit! Ziehen Sie heiße Wäsche oder ein knappes Dienstmädchenkostüm an und putzen Sie die Wohnung vor ihm. Bücken Sie sich dabei immer schön tief – besonders beim Saugen – und gewähren Sie ihm tiefe Einblicke. Ach, und zufällig muss noch das Bild abgestaubt werden, das über dem Sofa hängt, auf dem er sitzt. Pressen Sie ihm dabei Ihre Brüste oder Ihre Süße ins Gesicht. Er wird garantiert nicht stillhalten. Aber seien Sie sich darüber im Klaren, dass das mit der reinen Wohnung dieses Wochenende nichts wird. Es wird sehr schmutzig zugehen!

Fräulein, kommen Sie bitte in mein Büro: Machen Sie sich eine strenge Hochsteckfrisur, setzen Sie eine Brille auf, ziehen Sie einen strengen Bleistiftrock an, lassen Sie Ihre halterlosen Strümpfe herausblitzen und vergessen Sie die High Heels nicht. Spielen Sie mit dem Bleistift in Ihrem Mund und bücken Sie sich ganz weit nach vorne, wenn Sie ihm die Post zuschieben. Oder entscheiden Sie sich für die zurückhaltende und schüchterne Sekretärin, die ihrem Boss absolut ergeben ist. Er bittet Sie zum Gespräch, weil Sie Ihre

Arbeit wieder nicht richtig gemacht haben? Dann bitten Sie um Verzeihung und fragen Sie ihn völlig unschuldig, was Sie denn tun können, um das wiedergutzumachen. Er wird Ihnen sicherlich die passende Antwort geben!

Schwester, mir geht es so schlecht: Er klagt über seinen leichten Schnupfen? Nehmen Sie das zum Anlass, um die laszive Krankenschwester zu spielen, die sich hingebungsvoll um das Wohl ihres Patienten sorgt. Ziehen Sie sich einen kurzen Kittel an (gerne auch aus Latex) und lassen Sie die oberste Knopfreihe ruhig weit offen, damit er Ihre Brüste sehen kann, wenn Sie sich über ihn beugen. Sicherlich müssen Sie nach der Leibesvisitation auch sein Fieber messen. Aber Sie machen das mit der Zunge – entweder auf der Stirn oder zwischen seinen Beinen. Oder Sie füttern ihn, und huch, da haben Sie versehentlich den Brei zwischen Ihre Brüste gekleckert. Das sollte er aber nun restlos auflecken, damit er schnell wieder zu Kräften kommt.

Hinlegen, das ist ein Überfall: Sie liegt in ihrem dunklen Schlafzimmer und ein Fremder kommt herein. Er weiß genau, was er will: ihr Schmuckkästchen! Zimperlich ist er nicht gerade und schmeißt sich auf sie, hält ihr den Mund zu, vielleicht fesselt er sie ja sogar. Und dann …

Zu Ihren Diensten: Sie mimen die Edelhure im schicken Abendoutfit und treffen ihn in einer Hotelbar. Oder er spielt den heißen Callboy, den Sie sich auf dieser Geschäftsreise gönnen. Sie flirten miteinander, was das Zeug hält. Die Erwartungen an den Abend werden mitgeteilt und das Honorar wird in einem dezenten Umschlag über den Tisch geschoben, bevor es zum nächsten Schritt kommt. Das Zimmer ist natürlich bereits reserviert und der Champagner steht dort auch schon kalt.

Setzen, Sex: Wie bitte, sie hat seine Hausaufgaben nicht gemacht? Eine schlechte Note alleine reicht da nicht aus. Das muss geahndet werden, am besten, indem man ihr den Po versohlt. Natürlich ist ihr Faltenröckchen extrem knapp, und siehe da, sie trägt keine Unterwäsche! Ein Grund mehr, sie zu züchtigen. Eine mündliche Prüfung sollte danach auch noch folgen.

Fesselspiele

Erotische Fesselspiele sind auch unter der Bezeichnung »Bondage« bekannt. Dabei wird die Bewegungsfreiheit eines Partners durch Seile, Handschellen oder Bondage-Klebebänder (siehe S. 103) extrem eingeschränkt.

Bondage ist eine besondere Art der Hingabe an den aktiven Part. Der Untergebene genießt die Führung des Partners und all das, was dieser mit ihm anstellt. Ob Sie oder Ihr Partner die aktive Rolle einnehmen, liegt dabei ganz bei Ihnen: Entweder ergreifen Sie selbst die Initiative oder lassen sich von Ihrem Schatz fesseln. Wechseln Sie sich doch einfach immer mal ab!

So funktioniert Bondage

Zuallererst ist wichtig, dass Sie sich Folgendes klarmachen: Bondage hat nichts mit Verängstigung zu tun. Auch das Zufügen von Schmerz ist nicht das Ziel. Folglich ist Vertrauen eine absolute Voraussetzung für diese Art des Liebesspiels.

Fangen Sie langsam an und tasten Sie sich Schritt für Schritt nach vorne. Für Einsteiger empfehlen sich Seidentücher, sie fühlen sich sehr angenehm an und sind eine softe Bondage-Variante. Wer einen Schritt weiter gehen möchte, kann zu Handschellen oder einem Seil greifen. Mit einem ausreichend langen Seil lassen sich Gliedmaßen hervorragend zusammenschnüren, um die Bewegungsfreiheit des Partners stark einzuschränken. Generell können beim Bondage alle Körperteile je nach Belieben gefesselt werden. Man kann den Partner am Bett mit Handschellen festschnallen, die Ober- und Unterschenkel mit einem großen Tuch, Folie oder Bändern zusammenbinden oder Brüste und Arme miteinander verschnüren. Aber auch das Fixieren der Arme am Rücken oder das Zusammenbinden der Füße kann reizvoll sein. Zur Krönung können die Gliedmaßen mit einem weiteren Seil oder Band hinter dem Körper zusammengebunden werden. Wie gesagt, lassen Sie Ihrer Fantasie freien Lauf, aber achten Sie auch auf Sicherheit. Das heißt: Übertreiben Sie es nicht mit den Fesseln und schnüren Sie diese vor allem nicht zu fest.

Vertauschen Sie auch einmal die Rollen und steigern Sie die prickelnde Atmosphäre durch *Dirty Talking* (siehe S. 118). Zusätzlich kann der Untergebene an empfindlichen Stellen mit Berührungen verwöhnt werden. Vibratoren und andere Toys können zu diesem Zweck hervorragend eingesetzt werden. Bringt Sie nicht bereits die Vorstellung, dass Sie Ihr Liebster gefesselt auf dem Bett verweilen lässt, Ihre süße Haut leckt und Sie mit einem Vibrator verwöhnt, zum Seufzen? Oder wie wäre es damit, dass Sie ihn mit einem Seil fesseln, es sich lasziv vor ihm besorgen, sich dann auf sein Gesicht setzen, er Ihren Spalt mit seiner Zunge verwöhnt und Sie ihm dann gekonnt einen blasen, während er nicht in der Lage ist, sich zu bewegen? Weil beides für beide Partner absolut reizvoll ist, sollten Sie die Rollen auch immer wieder vertauschen!

Kommunikation ist wichtig

Besonders Einsteiger gehen völlig unbedarft an die Sache heran und schnüren beispielsweise die Arme oder Beine des passiven Parts zu sehr ein, was zu unangenehmen Taubheitsgefühlen führen und gesundheitliche Schäden hervorrufen kann.

Da man dem Gegenüber bei diesem Liebesspiel völlig ausgeliefert ist, spielt die Kommunikation eine wichtige Rolle. Ein »Safewort«, das eingesetzt wird, sobald es dem Gefesselten zu hart wird, ist auf jeden Fall sinnvoll. Es signalisiert dem dominanten Part, dass er seine Handlungen sofort abbrechen soll.

Fetisch

»Ich habe einen Stuhl-Fetisch« oder ähnliche Formulierungen haben sich inzwischen in unseren Sprachschatz eingenistet. Allerdings ist dabei die tatsächliche Bedeutung von »Fetisch« hopsgegangen. Denn im eigentlichen Sinne ist Fetisch eine Form der Sexualität, die sich auf bestimmte Körperteile (z. B. Fußfetisch), Gegenstände oder Materialien (z. B. getragene Schuhe oder Latex) sowie Örtlichkeiten (z. B. öffentliche Toiletten) bezieht. Die sexuelle Erregung ist dabei nicht an eine Person geknüpft. Wenn Sie es also mit einem Kerl zu tun haben, der einen ausgeprägten Fußfetisch im klassischen Sinne hat, können Sie sich noch so in Schale werfen oder versuchen, ihn mit sexy Blicken zu umgarnen. Er steht einfach hauptsächlich auf Füße. Das kann so weit gehen, dass Lust nur in Verbindung mit der jeweiligen Vorliebe entsteht, allerdings ist das eher selten der Fall. Meistens sind Fetische lediglich Teil der alltäglichen Sexualität und werden somit nur in sie eingebunden, weil sie die Stimulation erhöhen und einen sexuellen Mehrwert darstellen. Im Grunde hat jeder einen speziellen Fetisch, dabei sind manche nur etwas exotischer als andere.

Wie entstehen Fetische

Sexuelle Vorlieben und damit auch Fetische werden bereits in der Kindheit durch einschneidende Erlebnisse festgelegt und erweitern sich im weiteren Lebensverlauf. Dabei können neue Präferenzen ältere in den Schatten drängen, existent bleiben die früheren jedoch immer. Neigt jemand dazu, verschiedene Objekte sexuell zu besetzen, wird sich dies durch sein ganzes Leben hindurchziehen. Allerdings kann sich der Drang danach wandeln. Das bedeutet, wenn Mäxchen die Berührung von Gummihandschuhen als angenehm empfunden hat, wird Max garantiert weiterhin seinen Spaß mit diesem Material haben. Wenn Ihr Lover also auf Turnschuhe im Bett steht und alleine beim Gedanken daran schon einen Ständer bekommt, liegt der Grund hierfür wohl irgendwo in seiner frühen Vita begraben.

Das sind die häufigsten Fetische

Die Welt des Fetischs ist grenzenlos. Einfach alles kann sexuell besetzt sein: Autos, Leder, Schuhe, Haare, Blumen usw. Allerdings gibt es einige Präferenzen, die ganz oben auf der Beliebtheitsskala rangieren:

Körperteile: Bei den Körperteilen rangieren die Füße entgegengesetzt der üblichen Annahme nicht auf Platz eins. Vielmehr verfallen die meisten einem Fetisch für Genitalien, Brüste und Po.

Gothic: Anhänger dieses Gebietes fokussieren sich überwiegend auf Mystisches, Außergewöhnliches, Tod und Vergänglichkeit.

Körperschmuck und Bodyart: Tattoos sind nicht nur eine Art, den Körper zu »veredeln«, sondern können auch durchaus ein Fetisch sein. Gleiches gilt für Brandings und Piercings. Besonders beliebt sind vor allem Zungen-, Intim- und Brustwarzenpiercings.

Dessous: Eine ausgeprägte Vorliebe für erotische Unterwäsche, die sich auf spezielle Unterbereiche wie Tangas, Korsagen, BHs usw.

festgelegt, ist keine Seltenheit. Häufig wird dann mit den Wäsche-teilen masturbiert. Dabei werden getragene Teile oft bevorzugt.

Nylons, Strümpfe, Strapse und Strumpfhosen: Auch diese Be-kleidung kann sexuell besetzt sein – aber das ist ja nichts Neu-es. Dabei werden bestimmte Arten der Beinbekleidung favorisiert. So kann eine bestimmte Präferenz für Söckchen, unterschiedliche Strümpfe (Netzstrümpfe, Nylons usw.) vorhanden sein. Der Teil-bereich »verhüllte Füße« des Fußfetischismus ist eng mit dieser Ka-tegorie verbunden.

Schuhe: Besonders High Heels haben es vielen Menschen ange-tan. Das hat mehrere Gründe: Einerseits verleihen sie den Frau-en häufig einen stöckelnden Gang, was den Jagdtrieb beim Mann weckt, und andererseits hat das Tragen der Absätze Einfluss auf die Körperhaltung. Frauen machen dann ein leichtes Hohlkreuz und der Po wirkt dadurch üppiger, runder und wird besser in Szene gesetzt. Darüber hinaus symbolisieren sie Weiblichkeit. Natürlich stehen auch andere Schuharten auf der Fetischliste, Turnschuhe zum Beispiel. Häufig ist auch die Tatsache, dass es sich um getra-genes Schuhwerk handelt, von Bedeutung, da dies durch den hin-terbliebenen Geruch der Füße eine indirekte Verbindung zu einer Person herstellt – ähnlich wie bei getragenen Höschen.

Lack, Leder und Latex: Hierbei lösen entweder Lack, Leder oder Latex (inkl. PVC und Gummi) und Bekleidung aus diesen Ma-terialien (z.B. Kleider, Korsagen oder Ganzkörperanzüge) sexuel-le Stimulation aus. Teilweise überschneidet sich dieser Fetisch mit BDSM.

BDSM: Das Kürzel steht für Bondage, Disziplin, Sadismus und Masochismus. BDSM ist sehr komplex und kann die verschiedensten Ausprägungen haben. Dreh- und Angelpunkt sind dabei stets Unterwerfung, Dominanz, Gehorsam und Erziehung.

Rollenspiele: Rollenspiele, die zusätzlich spezifische Orte integrieren, können ebenso eine Form von Fetisch sein. Dabei nehmen die Beteiligten eine andere Identität an und leben ebenjene Wünsche aus, die sie damit verknüpfen.

Stellungswechsel

Rein-raus, kurz umdrehen und fertig – am besten gleich nur in einer Stellung, dass man sich gar nicht mehr bemühen muss. Das ist in vielen Betten traurige Tatsache. Natürlich fährt sich jedes Paar irgendwann auf seine Lieblingsstellung ein, weil sie einfach so gut flutscht. Im Durchschnitt variieren Paare zwischen zwei bis drei Stellungen. Da bleiben dann 598 lustvolle Positionen auf der Strecke, die größtenteils Varianten der fünf Grundstellungen sind – schade eigentlich. Zu den fünf Grundstellungen zählen Frau-obenauf-, Mann-obenauf-, Seite-an-Seite-, Von-hinten- sowie stehende Positionen.

Nachfolgend finden Sie einige aufregende Variationen, denn die gängigen Stellungen kennen Sie ohnehin wahrscheinlich schon bestens. Sie eignen sich gleichermaßen für Anal- sowie Vaginalverkehr. Die meisten davon stammen aus dem indischen Lehrwerk über Erotik und Liebe, dem Kamasutra (Vatsyayana Kamasutra). Es wurde 200 und 300 n. Chr. von Vatsyayana Mallanaga verfasst und hat seither nichts an Reiz eingebüßt. Lassen Sie sich inspirieren und bringen Sie neuen Schwung in Ihr Liebesleben. Egal, für welche Position Sie sich entscheiden: Tun Sie es mit Leidenschaft!

Und für die Damenwelt noch ein Tipp vorab, wenn es ein bisschen enger sein darf: Wenn Sie schon so feucht und erregt sind, dass Sie ihn kaum noch spüren und auch er nur noch wenig Reibung fühlt, können Sie das ganz schnell ändern. Formen Sie mit Daumen und Zeigefinger einen Ring und legen Sie die Finger eng um seinen Penis – direkt am Scheideneingang. Drücken Sie dann in einem gleichbleibenden Rhythmus beide Finger immer wieder zusammen – wie ein Schließmuskel. Dabei führen Sie gleichzeitig die übrigen Finger in Ihre Scheide ein und fingern sich zusätzlich zu seiner Penetration.

Er-obenauf-Stellungen

Die populärste Er-obenauf-Sexposition ist zweifellos die Missionarsstellung. Es gibt wohl niemanden, der sie nicht schon mal gemacht hat. Der Grund hierfür liegt auf der Hand: Für die Missionarsstellung braucht es weder viel Fantasie noch viel Geschick.

Frauen haben hier allerdings kaum Bewegungsfreiheit. Winkeln Sie die Knie etwas an, kann er tiefer in Sie eindringen, und wenn Sie Ihre Beine zusammenpressen, haben Sie gute Chancen, dass auch Ihre Klitoris etwas stimuliert wird. Männer steuern Tempo, Tiefe der Penetration und den Winkel.

Bereits durch die Änderung kleiner Details kann man viel Abwechslung in die Missionarsstellung bringen. Legen Sie einfach je ein Bein auf seiner Schulter ab oder platzieren Sie gleich beide auf nur einer einzigen Schulter Ihres Liebsten. Besonders erotisch ist es auch, wenn Sie ihm Ihr Becken entgegenstrecken. Ist Ihnen das zu anstrengend, schieben Sie einfach ein Kissen unter Ihren Po oder stützen Sie das Becken mit Ihren Fäusten.

Wenn er gerne obenauf ist und Sie es bevorzugen, unter Ihrem Lover Platz zu nehmen, sind Schenkelklammer, achte Position oder die Krebsstellung sicherlich eine willkommene Abwechslung für beide.

DIE SCHENKELKLAMMER

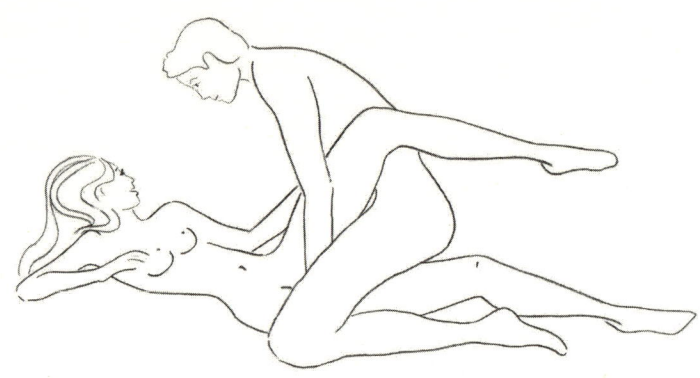

Diese Stellung ermöglicht es der Frau, die Bewegungen des Mannes sowie den Takt des Liebesspiels durch ihr angewinkeltes Bein, das sich seitlich um die Lende des Liebsten schlingt, zu beeinflussen. Außerdem kann sie problemlos ihr Becken auf und ab oder kreisend bewegen. Je mehr der obere Schenkel der Frau Richtung Oberkörper ausgerichtet ist, desto tiefer kann der Partner in sie eindringen. Darüber hinaus kann die Klitoris wunderbar mit der Hand stimuliert werden.

Der Mann stößt außerdem nicht wie sonst üblich in die feuchte Vagina der Frau, sondern seine Beckenbewegungen sind mäßig und sachte. Er schaukelt seine Liebste im Grunde lediglich hin und her. Es ist eine sehr sinnliche und liebevolle Stellung.

DIE ACHTE POSITION

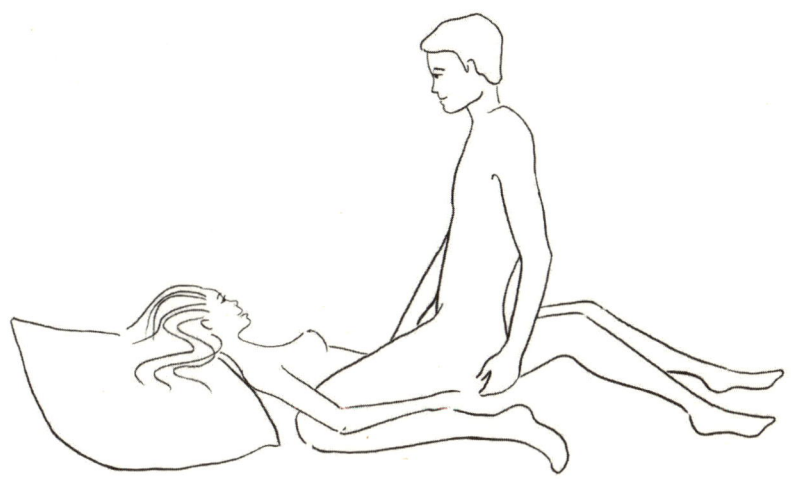

Die achte Position ist eine wirkliche Wonne und, wenn man es ganz genau nimmt, eine Art Rollentausch. Warum? Weil er sie reitet und rittlings auf ihr sitzt. Sie liegt dabei auf dem Rücken und hält ihre Beine geschlossen. Die Stellung dient weniger der Penetration, da diese nur bedingt möglich ist. Vielmehr reibt der Mann seine empfindliche Eichel an ihrer Klitoris und an Teilen der Vulva. Er kann dabei zusätzlich ihre Brüste kneten und sie kann seinen Hintern greifen oder ihm den Rücken streicheln.

Wenn die Lust nicht mehr zu bändigen ist und beide komplett angeheizt sind, muss die Frau nur ihre Beine spreizen, indem sie die Kniekehlen anhebt, und es geht tiefer, nämlich in die Vagina.

KREBSSTELLUNG

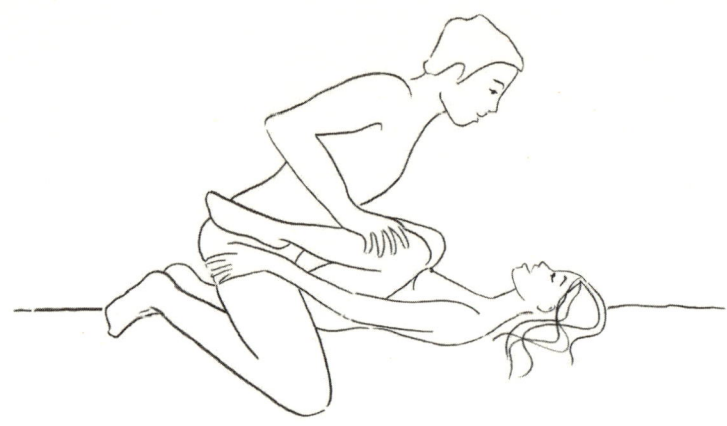

Sie treiben es am liebsten gefühlvoll oder doch hart? Kein Problem, bei der Krebsstellung können Sie beides!

Wie bei der Missionarsstellung steuert er hier das Geschehen. Er kontrolliert Tempo und Tiefe seiner Stöße. Sie liegt auf dem Rücken und zieht die Knie in Richtung ihres Kopfes – so weit wie möglich. Dabei kann die Frau zusätzlich ihre Klitoris verwöhnen.

Sie-obenauf-Stellungen

Ein verruchter Ritt auf dem Liebeshengst kann herrlich sein. Männer genießen es, wenn auch mal die Frau die Zügel in die Hand nimmt. Meistens setzt sich die Frau dabei auf den Mann, der auf dem Rücken liegt, winkelt die Beine an und bewegt sich auf und ab oder vor und zurück. Häufig bevorzugen Männer Ersteres.

Die Verführerin kann sich dabei nach vorne beugen oder ihm ihre ganze Pracht demonstrieren und ihn lüstern reiten. Der Vorteil dieser Stellung liegt für Frauen vor allem darin, dass sie Tiefe und Tempo der Penetration steuern können – sofern sie nicht nur eine starre Hockposition einnehmen und er sie von unten nimmt. Darüber hinaus bietet diese Position unfassbar viele Variationsmöglichkeiten. Wippe, Lotossitz sowie Ziege und der Baum sind nur eine kleine Auswahl dessen, was möglich ist – auch ohne akrobatische Verrenkungen.

Und auch hier wieder ein Ratschlag: Massieren Sie während des Sex immer wieder seine Bauchmuskulatur. Auf diese Weise weitet sich sein Atem und die Muskulatur seiner Geschlechtsorgane wird mit mehr Sauerstoff versorgt. Das erhöht sein Standvermögen. Wechseln Sie die Positionen und führen Sie hier und da nur seine Eichel ein. Sie ist eines der empfindlichsten Körperteile, die er zu bieten hat, und wenn Sie diesen Hotspot immer wieder an Ihre Pforte anklopfen lassen, bringt ihn das um den Verstand.

DIE WIPPE

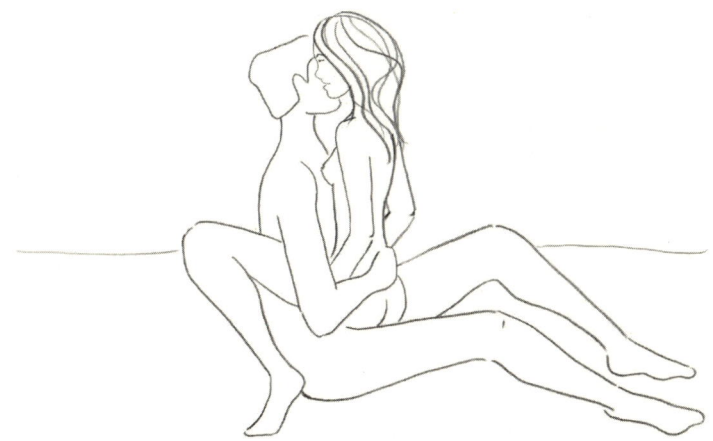

Diese verführerische Stellung ist eine Modifizierung der Reiterstellung und zählt zu den Frau-obenauf-Positionen. Dabei sitzt der Mann und winkelt ein Bein an, während er das andere ausstreckt.

In dieser Position kann er das Gleichgewicht besser halten, wenn sie ihr Becken lustvoll an ihm reibt. Seine Hände können ihren Po kneten oder ihren Rücken entlangstreichen, sich in die Schultern graben – was auch immer Freude bereitet.

Die Frau sitzt auf ihm und bedeckt seinen Schoß mit dem ihren. Die Beine positioniert sie seitlich seines Oberkörpers, so kann er besonders tief eindringen.

Die Wippe ist wunderbar, da sich einerseits beide tief in die Augen blicken und verrucht küssen können. Außerdem hat er Ihre prallen Brüste stets auf Augenhöhe – nämlich immer dann, wenn Sie sich lüstern zurückfallen lassen. Er wird den Anblick genießen, denn es gibt fast nichts Sinnlicheres!

DER LOTOSSITZ

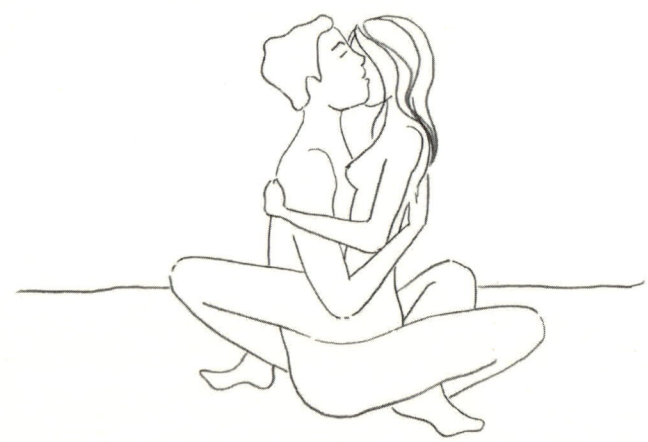

Ähnlich wie bei der Wippe sitzt die Frau auf ihm. Der Unterschied ist jedoch, dass beide den Lotossitz einnehmen. Das bedeutet, man schlingt die Beine um den Partner – ein schlichter Schneidersitz genügt hier allerdings auch. Man kann aber auch eine Mischung aus Wippe und Lotossitz ausführen, indem der Mann die Beine wie gehabt ausstreckt oder leicht anwinkelt und die Frau ihre Beine um ihn herum verknotet. Wie auch immer Sie das Ganze anstellen: Der Mann genießt in jedem Fall die kreisenden Beckenbewegungen seiner Angebeteten in vollen Zügen und lässt sich von ihr verwöhnen.

DIE ZIEGE UND DER BAUM

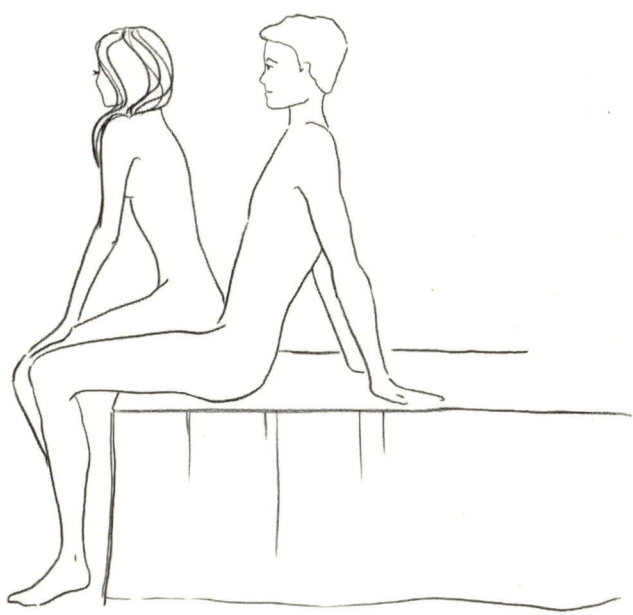

Ein kleiner Quickie gefällig? Wenn Sie es kurz zwischendrin treiben möchten, keine Zeit zum Ausziehen ist und Sie einen Rock tragen, den man einfach nach oben schieben kann, werden Sie gerne Ziege und Baum spielen!

Hierfür sitzt der Mann entweder auf einem Stuhl oder der Bettkante und die Frau setzt sich auf ihn. Dabei wendet sie ihrem Liebsten den Rücken zu und reitet ihn lustvoll. Einen Ausblick, der ihn zum Schmelzen bringen wird, kann sie ihm gewähren, indem sie sich etwas nach vorne beugt. Er kann dann ihre Taille mit den Händen umgreifen und ihr den Rhythmus vorgeben. Und wenn er es besonders gut meint, macht er sich an ihrer Klitoris zu schaffen.

Seite-an-Seite-Stellungen

Seite-an-Seite-Stellungen sind besonders romantisch und gefühlvoll. Besonders beim frühmorgendlichen Sex kurz nach dem Aufwachen, wenn man noch halb am Träumen ist und die Augen noch kaum öffnen kann, sind sie eine wahre Wonne. Die Körper sind eng aneinandergeschmiegt und man verschmilzt miteinander zu einem großen Ganzen. Nicht ohne Grund heißt eine dieser Stellungen Yin und Yang. Aber auch beim Bogenspannen oder dem Lotos, der die Blüten öffnet, ist jede Menge Sinnlichkeit im Spiel.

YIN UND YANG

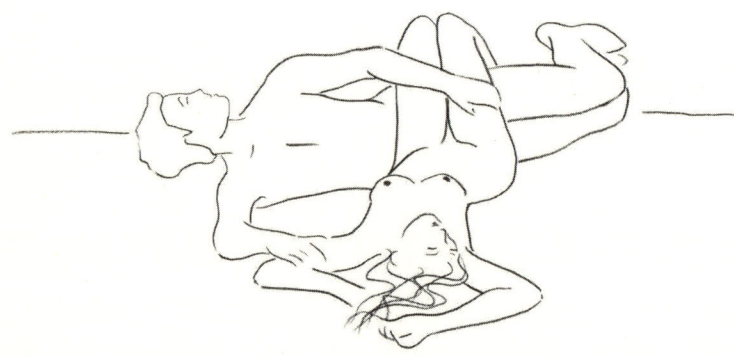

Yin und Yang sind zwei gegensätzliche Pole, die sich stets im Wechselspiel miteinander befinden. Dabei ergänzen sie sich und nähren sich gegenseitig. Genauso verhält es sich bei dieser Stellung. Keiner ist besonders aktiv, man lässt die Vereinigung geschehen und spürt den Partner. Die Frau spannt ihre Beckenbodenmuskulatur immer wieder an und der Mann bewegt sein Becken nur ganz leicht. Er liegt auf der Seite und die Frau positioniert sich im 90-Grad-Winkel zu ihm auf dem Rücken liegend. Ihre Beine legt sie über seiner Hüfte ab. Wenn er dem Reiz ihrer steifen Nippel nicht widerstehen kann, kann er sich leicht nach vorn zu ihnen beugen und sie nach allen Regeln der Kunst liebkosen.

DER LOTOS ÖFFNET DIE BLÜTENBLÄTTER

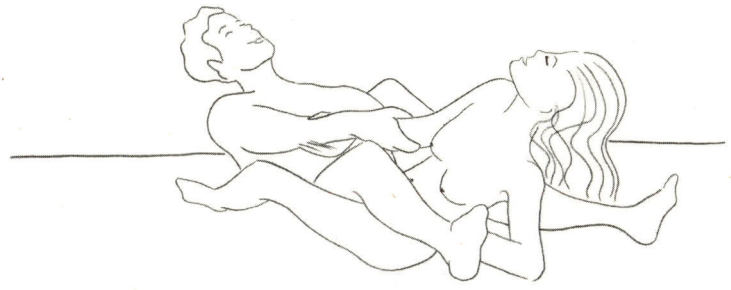

Diese Stellung ist ebenfalls eine sehr sanft Art, sich zu lieben. Dabei sitzt der Mann und streckt das linke Bein aus, während er das rechte leicht anwinkelt. Die Frau nimmt ihm gegenüber Platz, legt ihr rechtes Bein über sein linkes und positioniert ihr linkes Bein unter seinem angewinkelten rechten Bein. Dann halten sich beide gegenseitig an einem Arm fest, während sie sich zurückfallen lassen und sich mit dem äußeren angewinkelten Arm oder dem Ellenbogen stützen.

Der Lotos, der seine Blütenblätter öffnet, ist eine Position, die mit etwas Übung ein absoluter Hochgenuss ist. Die Stöße des Mannes sind hier nur sehr verhalten. Die Frau sollte ihren Vaginalmuskel aktivieren, das stimuliert einerseits beide Partner ungemein, andererseits kann so der Penis auch nicht so leicht hinausgleiten.

DEN BOGEN SPANNEN

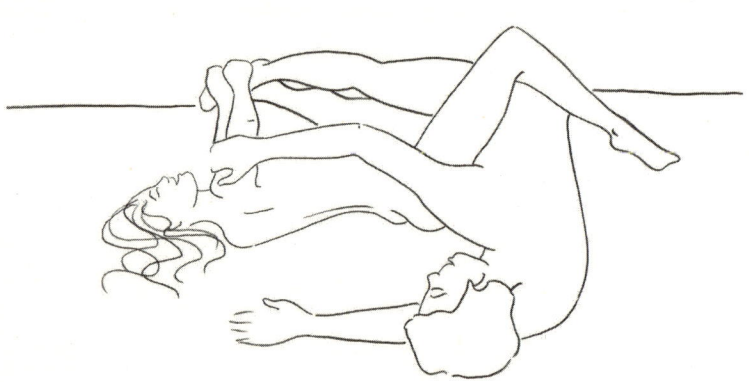

Sie haben hier zwar keinen Blickkontakt, aber das kann auch sehr reizvoll sein. Um den Bogen zu spannen, positioniert sich die Frau auf der Seite im rechten Winkel liegend vor ihm. Er legt sich seitlich zwischen ihre Beine und hält ihre Schultern, während sie seine Füße mit ihren Händen umgreift. Variationen sind natürlich möglich. So kann sie ihre Klitoris mit ihren Händen befriedigen, er kann das auch bei ihr tun oder ihre Brüste kneten, die Nippel zupfen, ihren Rücken streicheln oder ihre Taille umfassen, um fester und noch tiefer zustoßen zu können.

Von-hinten-Stellungen

Stellungen von hinten erwecken den animalischen Trieb und sind herrlich primitiv. Nicht umsonst heißen sie Doggy-Style (Hündchenstellung), Elefant, Tigersprung oder Pflug. Neben den tiefen

Stößen, die diese Stellungen ermöglichen, werden bei ihm auch die Hoden durch den Po der Frau stimuliert – ein doppeltes Vergnügen also. Zusätzlich sieht er die prallen Pobacken vor sich, die er so gerne liebkost und bewundert. Bei Frauen strömt durch die Position meist viel Blut in die Brustwarzen, was sie noch empfindlicher macht, und sie können es in vollen Zügen genießen, von hinten genommen zu werden. Auch ist dem Kopfkino hier keine Grenze gesetzt. Wer sagt denn, dass es nicht auch der heiße Kerl aus der Eisdiele sein könnte, der es Ihnen gerade besorgt? Und vielleicht fickt er in Gedanken auch gerade die sexy Schlampe aus dem Porno von letzter Nacht. Das ist alles erlaubt und bringt sogar noch zusätzliche Würze in die Laken!

DER PFLUG

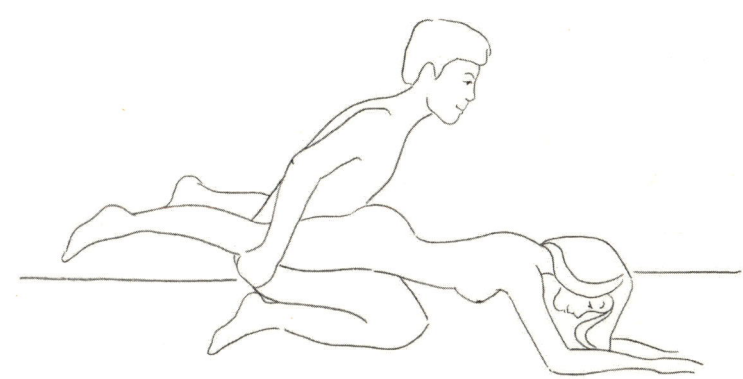

In dieser Position kann er sie wie ein Rudel Schlittenhunde von hinten antreiben oder sie sinnlich mit seinen Stößen lieben.

Hierfür kniet der Mann und die Frau setzt sich zunächst mit dem Rücken zu ihm auf seinen Schoß. Dann beugt sie sich nach vorne, winkelt die Arme an und stützt sich mit den Ellenbogen auf. Schließlich streckt sie die Beine nach hinten durch, legt sie auf seinen Oberschenkeln ab und er hält sie zusätzlich an den Oberschen-

keln oberhalb der Knie fest. Im Grunde funktioniert das Ganze
nicht recht viel anders als die Schubkarre aus dem Sportunterricht
in der Grundschule – nur ist das hier nicht jugendfrei.

Er kann so ganz tief in sie eindringen, und wenn nicht etwa das
Bett, sondern der Boden gepflügt wird, empfiehlt es sich, Kissen
unter seine Knie und ihre Ellenbogen zu legen.

DER ELEFANT

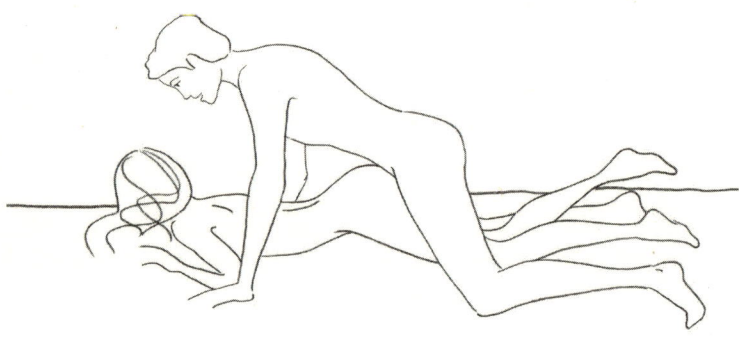

Der Elefant ist eine Stellung, bei der er den freien Blick auf ihren
Po und den Rücken genießen kann. Er sieht jede Regung dieser
Körperzonen ganz genau und kann seine Liebste nebenbei spanken, wenn beide das möchten. Auch kann er ihre Pobacken ausei-
nanderziehen und ihren Anus bewundern oder gleich in ihn eindringen.

Hier liegt die Frau mit ausgestreckten Beinen auf dem Bauch.
Er nimmt auf Beckenhöhe der Frau Platz, positioniert seine Beine
neben ihren und dringt in sie ein. Beim Elefanten kann die Frau
ganz genau kontrollieren, wie weit sie ihn eindringen lässt, indem
sie ihr Becken entweder anhebt oder senkt. Je stärker sie die Beine
zusammenpresst, desto intensiver spürt sie seine Stöße.

TIGERSPRUNG

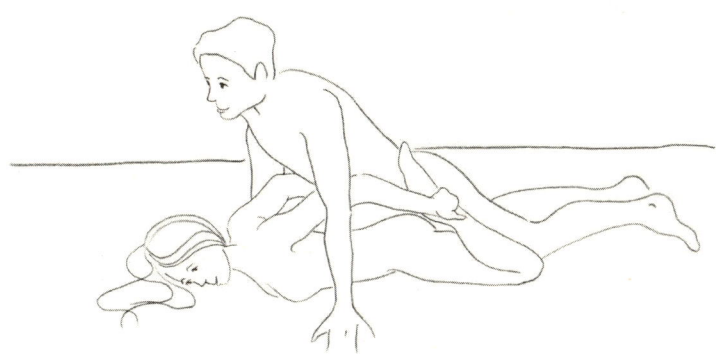

Damit der Tiger die Wildkatze bespringen kann, liegt sie auf dem Bauch und winkelt ihre Füße an. Dabei umgreift sie ihre Fußknöchel mit ihren Händen, um die Position leichter beibehalten zu können. So sind ihre Beine gespreizt, der Mann schiebt sich dazwischen und legt sich schließlich auf sie, um sie von hinten zu nehmen. Diese Stellung bringt Kater und Katze gleichermaßen zum Schnurren.

Stehende Stellungen

Zugegebenermaßen ist es mit dem Sex im Stehen so eine Sache: Sind die Partner unterschiedlich groß, kann das zu einem Problem werden. Bei kleinen Frauen kann der Mann in die Knie gehen und bei größeren Frauen hilft es, wenn er sich auf die Zehenspitzen stellt – aber beides geht nur bedingt. Klappt es allerdings in Sachen Anatomie, kann es wunderbar lustvoll sein, sich unter der Dusche, im Hausgang oder wo auch immer der Lust im Stehen hinzugeben. Kuhstellung, Shivas Tanz oder die schwimmenden Fische können so manches lustvolles Stöhnen aus der Kehle locken. Probieren Sie es beim nächsten Mal einfach aus, wenn Sie Ihr Röckchen nach oben schieben.

DIE KUHSTELLUNG

Bei dieser Stellung, deren Name nicht besonders verführerisch klingt, steht die Frau vor dem Mann und beugt sich möglichst weit vornüber. Ist das zu anstrengend, kann man sich auch auf eine Kommode oder den Tisch lehnen. Ihr Liebster kann hier nicht nur unglaublich tief in Sie eindringen und Sie damit zum Durchdrehen bringen, es schießt auch Blut in Ihre Brüste, die dadurch noch sensibler werden.

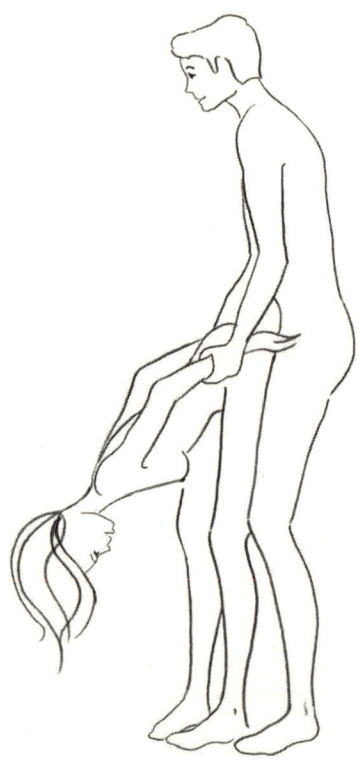

SHIVAS TANZ

Shivas Tanz hat es in sich, da diese Stellung auf Dauer recht anstrengend sein kann. Allerdings kann man den Schwierigkeitsgrad durch verschiedene Maßnahmen etwas drosseln.

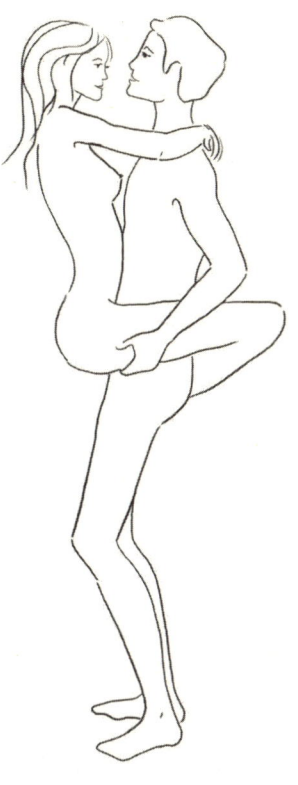

Ist der Liebste nicht gerade ein Bodybuilder, kann sich die Frau zunächst auf Tisch, Kommode oder Bettkante setzen und ihre Beine spreizen. Der Mann positioniert sich dann zwischen ihren Beinen, wobei er ihr prima in die Augen sehen kann. Sie schlingt ihre Beine um ihn herum, wobei er sie mit seinen Händen unter ihrem Po stützt. Sie wiederum umklammert mit den ihren seinen Nacken. Das klingt jetzt eher nach Sportübung, aber aller Anfang ist schwer und es lohnt sich in diesem Fall garantiert.

Die Frau lässt dann ihr Becken kreisen, sodass Shiva stolz auf sie wäre. Dabei sollte sie allerdings zunächst mit leichten Bewegungen beginnen, die sie langsam steigert, um das Stehvermögen des Liebsten nicht überzustrapazieren.

Wenn die Angelegenheit zu wackelig wird, kann er entweder sich oder sie gegen die Wand lehnen. Außerdem kann er seine sexy Shiva auch zwischendrin auf der Arbeitsplatte der Küche oder der Kommode absetzen.

SCHWIMMENDE FISCHE

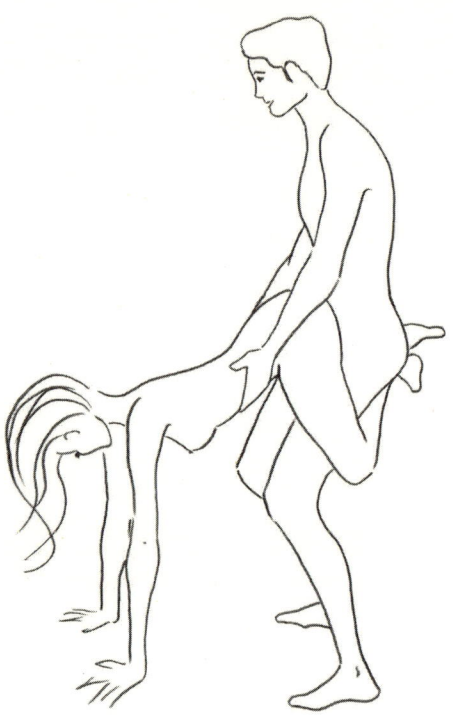

Wenn die Fische zum Schwimmen gebracht werden sollen, starten beide am besten in der Hocke. Dabei kniet sie vor ihm und er hinter ihr. Sie winkelt dann ein Bein nach hinten ab und legt es auf seinen Oberschenkel. Anschließend begibt er sich langsam in den Stand und führt nun auch ihr zweites Bein um seine Lenden herum. Für den besseren Halt hilft es, wenn sie beide Füße hinter seinem Rücken kreuzt. Das Ganze ist etwas anstrengend. Dem kann jedoch Abhilfe geschaffen werden, indem die Frau beispielsweise auf der Sofa- oder Bettkante aufliegt.

Abstecher in fremde Länder

Wie wäre es mit einem Ausflug in ferne Länder und fremde Kulturen? Dafür müssen Sie nicht extra ins Flugzeug steigen – das geht auch vom Bett aus. In Ihrem Gepäck haben Sie nichts als Lust und Abenteuersinn. Hier und da benötigen Sie ein spezielles Visum. Voraussetzung für die Exkursionen sind Offenheit und Vertrauen, und etwas Humor sollte man manchmal auch mitbringen. Und nach Ihrem Trip werden Sie sich Ihr Kichern kaum verkneifen können, wenn Sie beispielsweise einem Albaner oder Italiener begegnen.

Albanisch: In Sachen Sex bedeutet ein Abstecher nach Albanien einen Schuss ins Knie, der nicht schmerzt, sondern zuckersüß ist. Bei dieser Sexpraktik wird die Kniekehle der Partnerin mit dem Penis penetriert wird. Damit es richtig flutscht, braucht man jede Menge Gleitgel oder Massageöl. Die Dame kann dabei den Druck auf den Penis mit ihrer Wade regulieren und rhythmisch die Wadenmuskulatur anspannen.

Arabisch: Die Araber scheinen zu wissen, wie man das Wohlgefühl der Frau steigern kann. Hier werden während des Geschlechtsverkehrs regelmäßig kurze Pausen eingelegt, in denen der Penis entweder mit heißem Öl oder mit heißem Wasser benetzt wird. Das löst beim erneuten Eindringen in die Frau ein unfassbar angenehmes Gefühl aus und lockert ihre Scheidenmuskulatur. Achten Sie allerdings darauf, dass das Wasser oder das Öl nicht zu heiß ist – am besten vorher an der Armbeuge testen. Sie können auch Bondage-Kerzen in Ihr Tausendundeinenacht-Abenteuer einbauen. Dabei kann die Partnerin das Wachs, das durch das Schmelzen zu Massageöl wird, vorsichtig auf seinen Penis tropfen lassen und es dann hingebungsvoll einmassieren.

Die Praktik hat einen Nachteil: Safer Sex ist hier nicht safe, da das Öl das Latex des Kondoms zersetzt. Auch kann zu heißes Wasser dem Material schaden. Deswegen gilt wie auf den Straßen der arabischen Emiraten: Augen auf im Straßenverkehr.

Chinesisch oder finnisch: China oder Finnland, total egal … Hauptsache, Schlittenfahrt. So nennt sich die Sexualpraktik, die diese beiden Völker verbindet. Das Ganze ist eine Abwandlung der Missionarsstellung. Dabei nimmt der Mann eine kniende oder hockende Position ein, und die Frau platziert sich vor ihm auf dem Rücken liegend. Anschließend wird das Becken der Frau auf den Oberschenkeln des Mannes abgelegt und dann ab die Post. Durch den speziellen Winkel wird der G-Punkt der Frau stimuliert – ein sagenhaftes Gefühl!

Englisch: Von wegen prüde! Die Engländer machen es auf die feine Art. Bei der Sexpraktik, für die England Pate steht, wird dem Partner die Wahrnehmung einzelner Sinne entzogen. Am besten funktioniert das Ganze mit dem Sehsinn. Es kann unwahrscheinlich sexy sein, sich dem Schatz mit verbundenen Augen hinzugeben. Wenn man keine Augenbinde zur Hand hat, kann man auch ein Seidentuch verwenden.

Florentinisch: In Florenz wurde die Perspektive entwickelt. Auch in Sachen Sex gilt es hier, einen anderen Standpunkt einzunehmen. Bei dieser Sexpraktik versteift sich der Penis nämlich nicht durch die Stimulation der Eichel oder des Schafts, sondern durch ein starkes Nachhintenziehen der Peniswurzel. Hier gilt: Vorsicht heißt die Mutter der Porzellankiste. Gehen Sie also behutsam mit dem guten Stück um.

Französisch: Die Franzosen sind für ihre wunderbar leidenschaftlichen Küsse bekannt. Aus diesem Grund ist die unspezifische Bezeichnung für Oralverkehr wohl auch ihrer Nation gewidmet. Beim Mann spricht man von Fellatio, bei der Frau von Cunnilingus. Wie Sie es den Franzosen nachtun können, erfahren Sie auf S. 91.

Griechisch: Wer schon einmal in einer Antikensammlung war und die dortigen Vasen betrachtet hat, weiß sicherlich ganz genau, was mit »griechisch« in Bezug auf Sex gemeint ist. Es ist der Analverkehr, den die Männer in der Antike aus voller Inbrunst entweder mit ihren Lustknaben oder der Dame ihrer Begierde ausgelebt haben. Mit jeder Menge Gleitgel lässt es sich besser und vor allem sicherer nach Griechenland übersetzen!

Italienisch: Wer hätte das gedacht? Italienisch bezeichnet eine Sexpraktik, bei der die Genitalien des Partners mit der Achselhöhle stimuliert werden. In den Achselhöhlen sitzen Pheromondrüsen, die einen feinen Duft verströmen. Dieser bringt den Partner um den Verstand und macht uns sexuell anziehend. Der Partner vergnügt sich mit Ihren Achselhöhlen und Sie markieren ihn nebenbei mit Ihrem sinnlichen Duft. Duschen kann allerdings vorher nicht schaden. Und frisch rasiert sollte man sein, denn kratzige Stoppel sorgen sicherlich nicht für ein angenehmes Gefühl.

Mongolisch: Wenn Mongolen zur Sache gehen, gleitet das Glied zwischen den Pobacken auf und ab. Dabei dringt es allerdings nicht in den Anus ein. Vielleicht huldigen sie damit dem wunderschönen unregelmäßigen bläulichen Fleck (Mongolenfleck), den viele in frühen Jahren am Kreuzbein hatten. Es kann eine sehr prickelnde Erfahrung sein, wenn man auf diese Weise geneckt und die Spannung auf die Spitze getrieben wird. Ein bisschen Gleitgel, Spucke oder Massageöl können hier garantiert nicht schaden.

Römische Dusche: Es ist herrlich sinnlich, wenn Wassertropfen die Haut herabrinnen und langsam in der Sommerhitze verdampfen. Allerdings kann in den heißen Sommermonaten das Wasser in Rom schon einmal knapp werden. Aber die Römer wären keine Römer, wenn sie sich nicht zu helfen wüssten. Bei der Römischen Dusche wird der Partner bespuckt oder es wird sich auf ihm erbrochen. Gewöhnungsbedürftig ist das Ganze, aber wenn es schön macht ...

Russisch: Reibung sorgt für Wärme. Und da im Winter in Russland klirrende Kälte herrscht, reiben die Russen nun mal am liebsten den Penis an den Oberschenkeln der Partnerin. Öl ist hier nie verkehrt. Zum einen sehen die Schenkel damit noch sinnlicher aus und das Ganze funktioniert einfach besser. Die Bezeichnung »russisch« wird gleichermaßen für eine Sexpraktik verwendet, bei der ein mit Öl benetzter Finger in den Analbereich des Partners eingeführt wird.

ORGASMUS GEFÄLLIG?

Wege zur ungezähmten Lust

Seine Finger schieben sich zwischen meine Beine,
gleiten über meine nassen Schamlippen.
»Mein Sperma läuft aus deinem Körper.«
Langsam reibt er mich mit seinem Samen ein.

BÄRBEL MUSCHIOL: *DARK DESIRE – SINNLICHER SCHMERZ.*

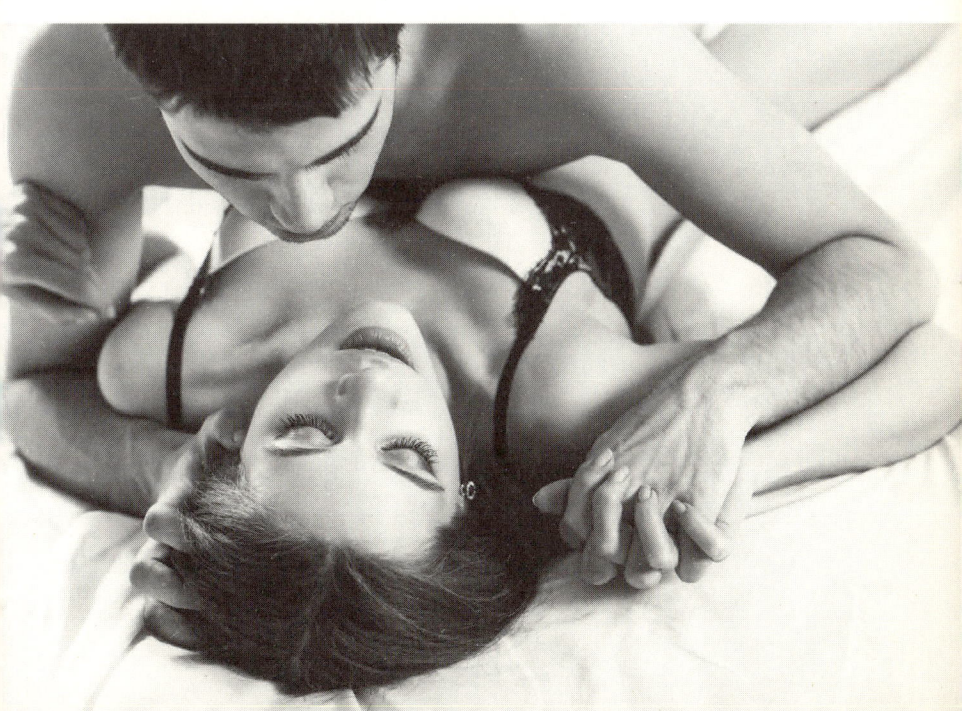

Man kann ihn alleine haben oder mit seinem Partner. Die Franzosen nennen ihn *le petit mort*. Diese Umschreibung trifft ins Schwarze. Der kleine Tod ist eine süße Erlösung und es ist schon vorgekommen, dass Frauen danach ohnmächtig geworden sind. Männer schlafen häufig danach ein, weil der »Big O« beim Mann Müdigkeitshormone freisetzt. Die Rede ist vom vierten Akt des Liebesspiels, dem Orgasmus – einem der wohl beflügelndsten Gefühle, die man erleben kann.

Während eines Orgasmus findet im gesamten Organismus ein wahres Spektakel statt: Der Puls rast, der Blutdruck ist erhöht, die Atmung ist beschleunigt, die Geschlechtsorgane ziehen sich rhythmisch zusammen und alle Muskeln sind unter Spannung. Und wie aus dem Nichts ereilt den Protagonisten nach dem Überschreiten der Zielgeraden absolute Tiefenentspannung.

80 Prozent der deutschen Männer und nur 33 Prozent der Frauen haben ihn regelmäßig. Kommen Sex-Toys zum Einsatz, sehen die Zahlen etwas anders aus. So bescheren die lustvollen Hilfsmittel 45 Prozent der Frauen und 41 Prozent der Männer einen sexuellen Höhenflug. Während dieses sensationelle Hochgefühl für Ladys bis zu 20 Sekunden andauern kann, erstreckt es sich bei den Herren der Schöpfung über gerade einmal drei bis zwölf Sekunden. Die Menge des männlichen Ejakulats ist beim Sex mit einer Partnerin um das 20-Fache höher als bei der Masturbation. 0,06 Prozent der Männer sind in der Lage, durch bloßes Kopfkino zu kommen. 80 Prozent aller Frauen haben ihn schon einmal vorgetäuscht und bis ins 20. Jahrhundert sprachen Wissenschaftler dem weiblichen Geschlecht grundsätzlich die Fähigkeit ab, einen Höhepunkt zu erleben.

Orgasmen fühlen sich nicht nur himmlisch an, sondern beeinflussen die mentale sowie körperliche Gesundheit günstig. Sie sind ein Schönheitselixier und wirken verjüngend, stärken die Abwehr, da sich nach dem Höhepunkt doppelt so viele Killerzellen im Organismus befinden, und außerdem vertreiben sie Kopfschmerzen. Sie machen furchtlos, da sie im Gehirn Areale ausschalten, die Emotionen lenken. Meine Damen, klingt das nicht verlockend?

Der Weg ist das Ziel

Wenn man versteht, dass man Orgasmen nicht produzieren kann, sondern sie vielmehr einfach geschehen, ist man auf dem richtigen Weg zu ultimativem Sex. Zielorientierte Lust ist kontraproduktiv, da es beim Liebesspiel darum geht, die Kontrolle abzugeben und loszulassen.

Männer wie Frauen setzen sich häufig zu sehr unter Druck, was das große O(hh) betrifft. Die Herren denken, sie hätten ihre Angebetete nicht ausreichend befriedigt, wenn sie nicht kommt, und da die Damenwelt das weiß, kommt es nicht selten vor, dass sie den Lustgipfel vortäuschen. Darüber hinaus vergessen viele aufgrund der Fokussierung auf das Ziel namens Orgasmus, den Sex als solchen zu genießen. Lässt man den Erfolgsdruck hinter sich und pfeift auf den Orgasmus, gewinnt das Liebesspiel an Qualität und der Spaßfaktor steigt. Das Paradoxe daran ist, dass man so auch viel wahrscheinlicher kommt, weil man entspannter ist und den Sex wirklich genießen kann. Außerdem bleibt die Frustration aus, falls doch einer der Partner nicht zum Höhepunkt kommt. Machen Sie sich also klar: Ein Orgasmus ist etwas Wunderbares, aber nicht die Voraussetzung oder gar das Siegel für guten Sex. Er ist kein Muss, und Intimität lässt sich auch ohne Höhepunkt genießen.

Da Männer in der Regel schneller kommen, sollten sie zu Beginn des Liebesspiels alle Aufmerksamkeit auf die Frau richten und diese während des Vorspiels ausgiebig verwöhnen. Hier kann die Männerwelt aus dem Vollen schöpfen, ihren Spalt mit der Zunge oder den Fingern verwöhnen, sie ausgiebig liebkosen und mit Küssen sowie Streicheleinheiten bedenken. Dann heißt es sicherlich früher oder später: *Ohhhh jaaa, ich kommeee!* Das Gute ist, dass Frauen fast immer durch einen Orgasmus weiter angeheizt werden und sich die Lust mit dem Höhepunkt nicht dem Ende zuneigt. Vielmehr werden sie dann von Erregungswellen überrollt.

Weiblicher und männlicher Orgasmus

Bei Mann und Frau ist der Orgasmus ein Sekundenrausch und der Gipfel der Ekstase. Man kann ihn nur schwer in Worte fassen. Er ist wie ein warmer Sommerregen, der sich in und auf dem Körper ergießt, er spendet Glücksgefühle, kann wellenartig, schleichend, blitzschnell, flach oder intensiv auftreten. Es ist wie ein Sprung in die Schwerelosigkeit oder eine warme Welle, die den Körper überschwemmt.

Der sexuelle Höhepunkt ist ein komplexes Spiel verschiedenster Körpermechanismen. Wenn man darüber Bescheid weiß, was sich während des Orgasmus im Organismus ereignet, kann man das Lustempfinden gezielt beeinflussen.

Der Orgasmus gliedert sich gemäß den amerikanischen Sexualforschern William H. Masters und Virginia E. Johnson in vier Phasen, die erstmals im Jahr 1970 die anatomischen und physiologischen Reaktionen auf sexuelle Reize umfassend erörtert haben.

1. Erregungsphase
2. Plateauphase
3. Orgasmusphase
4. Rückbildungsphase

Erregungsphase: Wie die Bezeichnung bereits verrät, handelt es sich hierbei um den beginnenden Zustand der Erregung. Sie stellt sich durch Berührungen oder visuelle Reize wie Bilder sowie durch Fantasien ein. Die Empfindlichkeit des gesamten Körpers sowie die Muskelspannung erhöhen sich in dieser Phase. Das Lustempfinden kann durch das bewusste Anspannen der Beckenbodenmuskulatur weiter erhöht werden. Manchmal zeigen sich Rötungen in bestimmten Bereichen der Haut (Gesicht, Rücken, Brust), die sogenannten Sex Flush (engl. *flush* = erröten). Die Brustwarzen werden steif.

Deutliches Anzeichen für das Bestehen der Erregungsphase bei der Frau ist eine feuchte Vagina. Im Scheideneingang sammelt sich klares Vaginalsekret (Lubrikation) an, dessen Aufgabe es ist, das Eindringen des Penis zu erleichtern. Die Sexualorgane werden besser durchblutet und in der Folge schwellen Klitoris, Schamlippen, Brust und Brustwarzen an.

Bei Männern richtet sich der Penis auf und wird steif, da sich dessen Blutgefäße erweitern und so mehr Blut durch den Schwellkörper hindurchfließt. In der Folge verengen sich die ableitenden Venen des Penis und das Blut kann nicht mehr abfließen. Die Hoden verlagern sich in Richtung Bauch oder Damm, und der Hodensack zieht sich zusammen.

Da das Gehirn während dieser Phase Endomorphine freisetzt, handelt es sich um einen außergewöhnlich behaglichen Zustand. Endomorphine sind körpereigene Substanzen, deren Wirkung jener von Morphium ähnelt. Je länger die Erregungsphase andauert, desto intensiver ist der spätere Orgasmus. Ein weiterer Grund für ein ausgedehntes Vorspiel.

Plateauphase: Diese Phase dient der Vorbereitung auf den Geschlechtsverkehr. Bis zum Orgasmus bleibt ein bestimmter Grad der Erregung konstant. Atemfrequenz, Puls und Blutdruck steigen an.

Die Klitoris ist nun extrem empfindlich, weshalb sie sich zurückzieht. Dadurch kann sie nicht mehr direkt gereizt werden.

Die äußeren Schamlippen schwellen weiter an und verengen so die Pforte der Lust. Es bildet sich die sogenannte orgastische Manschette. Das bedeutet, die Vagina und die kleinen Schamlippen stülpen sich aus. Sie formen eine Art Schlauch, der eine Länge von etwa drei bis fünf Zentimetern hat. Damit wird dem Penis ein intensiver Kontakt ermöglicht. Spannt man die Muskulatur im Vaginalbereich an (als ob man den Harnstrahl unterbrechen möchte), lässt sich die Lust für beide Partner erheblich steigern.

Beim Mann schwellen die Hoden an und rücken noch dichter an den Unterleib. Außerdem sondert auch der Penis Lubrikationsflüssigkeit ab, die gerne als »Lusttropfen« bezeichnet wird. Sie hat die Aufgabe, die Bewegung der Vorhaut über die Eichel zu erleichtern. Das klare Sekret stammt aus den Cowperschen Drüsen, die im Bereich der Prostata verortet sind. Die Lubrikationsflüssigkeit kann gelegentlich Spermien enthalten.

Orgasmus: Bei Frauen nimmt der Übergang von der Plateauphase in den Orgasmus in der Regel längere Zeit in Anspruch. Die körperliche und nervliche Anspannung hat nun den Gipfel erreicht und der Orgasmus tritt ein. Atem- und Pulsfrequenz erhöhen sich abermals, der Blutdruck steigt weiter.

Bei der Frau findet eine rhythmische Kontraktion der orgastischen Manschette, d. h. der Beckenboden- und Vaginalmuskulatur, statt – etwa vier bis 15 Mal. Darüber hinaus kontrahieren die Gebärmutter sowie der Schließmuskel des Anus.

Auch beim Mann ereignen sich unwillkürliche Muskelkontraktionen in den Geschlechtsorganen, die den Samentransport ermöglichen, der anschließend über die Harnröhre mit dem Ejakulat austritt. Während der Zuckungen strömt das Ejakulat dann meistens nach draußen. Allerdings ereignen sich Orgasmus und Ejakulation nicht immer gleichzeitig. Es kann auch passieren, dass der Mann einen gefühlsmäßigen Höhepunkt erreicht und ein Samenerguss ausbleibt. Ejakulation und Orgasmus sind demnach kein einziges großes Lustpaket, sondern zwei unterschiedliche Vorgänge, die sich überlappen können.

Rückbildungsphase: Die Rückbildungsphase ist von einem tiefen Gefühl der Entspannung geprägt und tritt nach dem Orgasmus ein. Die erregungsbedingten physischen Veränderungen bilden sich wieder zurück: Blutdruck, Puls und Atmung normalisieren sich. Der Blutstau lässt nach und die Schamlippen schwellen ab. Die Klitoris reckt ihr Köpfchen wieder unter der Vorhaut hervor und eine klitorale Stimulation ist wieder möglich. Der Penis schwillt wieder ab und ist jetzt sehr empfindlich. Stimulation kann als schmerzvoll empfunden werden. Während Männer nach dem Samenerguss eine Pause benötigen, können Frauen direkt nach dem Orgasmus neue Fahrt aufnehmen und das Liebesspiel weiter fortsetzen. Multiple Orgasmen sind für Frauen also durchaus möglich.

Orgasmus-Arten der Frau

Zwar kommen Frauen nicht so einfach wie das starke Geschlecht, allerdings hat es die Natur gut mit ihnen gemeint und sie gleich mit mehreren Orgasmus-Arten bedacht – je nach Ursprungsort tragen sie verschiedene Namen. Der klitorale und der vaginale Orgasmus sind wahrscheinlich jedem bekannt. Daneben gibt es noch Nipplegasm (Brustorgasmus), A-Punkt-, U-Punkt- und Harnröhrenorgasmus sowie weitere leidenschaftliche Möglichkeiten, einen Höhepunkt zu erlangen. Viele Damen kommen bereits bei bloßen optischen Reizen wie etwa einem Porno oder aber auch im Zuge erotischer Fantasien. Daneben gibt es je nach sexueller Vorliebe auch andere Auslöser wie etwa *Spanking* oder Fesselspiele. Die Palette ist groß. Nachfolgend werden Sie mit einer kleinen, aber feinen Auswahl bekannt gemacht und erfahren außerdem, welche Praktiken diese Orgasmen herbeiführen können.

Klitorisorgasmus: Der Klitorisorgasmus ist wohl die gängigste Orgasmus-Art. Er wird durch die direkte Stimulation der Klitoris verursacht. Dabei kann die Art und Weise der Stimulation variieren. Viele Frauen bevorzugen leichtes bis heftiges Klopfen der Lustperle, Lecken, Reiben oder Drücken. Während des Geschlechtsverkehrs lässt sich die Klitoris ebenfalls in Wallung versetzen – entweder manuell oder durch Reibung am Körper des Partners. Ohne große Verrenkungen geht beides am besten während des Reitens und der Missionarsstellung. Hand kann ebenfalls beim Löffeln oder dem *Doggy-Style* angelegt werden.

Vaginaler Orgasmus: Im Grunde ist der vaginale Orgasmus ebenfalls ein klitoraler. Allerdings wird hier der Höhepunkt nicht durch die Stimulation der äußeren Klitorisspitze erreicht, sondern durch die indirekte Stimulation des in der Vagina liegenden Teils der Klitoris. Durch die Bewegungen des Penis in der Vagina werden dabei die Harnröhre und das Gewebe rund um die Klitoris in Bewegung versetzt, was zu einer Stimulation der Klitoris führt. Entscheidend für diesen Orgasmus ist eine gut trainierte Beckenbodenmuskulatur.

G-Punkt-Orgasmus: Dieser Orgasmus wird häufig mit dem vaginalen Orgasmus verwechselt, da er sich in der Vagina abspielt. Allerdings äußert er sich an einem spezifischen Punkt: dem G-Punkt. Er befindet sich auf der schwammigen Wölbung der Scheidenwand im oberen Bereich der Vagina (siehe S. 27). Dieser herrliche *Lovepoint* kann am besten gereizt werden, wenn der Mann die Frau von hinten nimmt oder sie sich beim Reiten zurücklehnt. Eine weitere Möglichkeit ist die Missionarsstellung. Hier sollte die Frau die Beine über die Schultern ihres Partners legen.

Nipplegasm: Bereits das bloße Stimulieren der Brüste und Nippel kann einen Orgasmus hervorrufen. Der Grund hierfür ist, dass durch angenehme Reizung der Brustwarzen nicht nur die Berührungsempfindlichkeit in diesem Bereich gesteigert wird und die Brustwarze erigiert, sondern auch die Hormone Oxytocin und Prolaktin vermehrt produziert werden. Oxytocin ist auch als Kuschelhormon bekannt (siehe S. 64). Die Substanz stärkt unter anderem die Partnerbindung und löst Ängste. Prolaktin sorgt für sexuelle Befriedigung. Außerdem können sinnliche Berührungen der Brüste Reaktionen im Genitalbereich hervorrufen. So wird beispielsweise die Vagina feucht und die Schamlippen schwellen an.

A-Punkt-Orgasmus: Der A-Punkt (vorderer Fornix) befindet sich ganz in der Nähe des geheimnisvollen G-Punktes. Vor allem beim tiefen Eindringen des Mannes in der Missionarsstellung werde er stimuliert, so das Frauenportal frauenzimmer.de. Auf seine Stimulation sollen einige Frauen mit multiplen Orgasmen reagieren. Klingt spannend!

U-Punkt- und Harnröhrenorgasmus: Die Harnröhre wird an drei Seiten von dem im Inneren liegenden Klitoriskörper umgeben. Wird diese Zone etwa durch Stöße stimuliert, löst das bei der Frau ein wohliges Kribbeln aus, das in angenehmer Weise an Harndrang erinnert und in einen Orgasmus münden kann.

Der U-Punkt umfasst den Bereich rund um den Eingang der Harnröhre und sitzt zwischen Vagina und Klitoris. Der Mann kann sich an diesem Punkt mit der Zunge, aber auch mit den Fingern wunderbar austoben, da er leicht zu erreichen ist. Außerdem gibt es spezielle U-Punkt-Vibratoren, die man zusätzlich zum Einsatz bringen kann. Darüber hinaus kann der Mann diese lustvolle Zone mit der Penisspitze bearbeiten, indem er die weiche Eichel sanft daran reibt oder sie sachte daraufklopft.

Orgasmus-Arten des Mannes

Wussten Sie, was in einem Mann vorgeht, wenn er kommt? Wenn er Ihren sexuellen Reizen ergeben ist und sich nicht mehr bremsen kann, ist sein Verstand völlig ausgeschaltet. Alle anderen Wahrnehmungen sind für die Dauer des Orgasmus lahmgelegt und er gibt sich ganz dem exzessiven Hochgefühl hin. Also, liebe Ladys, keine falsche Scheu!

Der Mann kann nicht nur durch die Stimulation des Penis kommen. Wie bei der Frau können ebenso visuelle Reize oder spezielle Praktiken wie Bondage &. Co. einen Orgasmus bei ihm auslösen. Auch über das Hintertürchen lässt sich das »große O« herauskitzeln.

Die Prostatastimulation nimmt im Tantra eine bedeutende Rolle ein. Die lustvolle Drüse befindet sich etwa fünf Zentimeter tief im Anus, in Richtung des Bauchraumes und ist etwa kastaniengroß. Man kann sie mit einem Vibrator, Dildo oder den Fingern stimulieren. Gleitmittel und entsprechende Hygiene sind dabei unerlässlich.

Und noch etwas: Wenn es kein Zurück mehr gibt und er kurz vor dem Explodieren ist, massieren Sie ihm den Bereich zwischen Damm und Hoden. So überkommt ihn der Orgasmus wie ein gewaltiger Tsunami.

Ejakulation bei Mann und Frau

Beim Orgasmus wird sowohl von Männern als auch von vielen Frauen in der Regel Ejakulat ausgestoßen. Sie haben richtig gelesen! Allerdings ist im Gegensatz zur männlichen Ejakulation das Austreten der Liebesflüssigkeit bei Frauen noch nicht umfassend erforscht.

Das Ejakulat des Mannes besteht aus Samenzellen und Seminalplasma. Letzteres wird aus Drüsen gebildet und dient dem Schutz der wertvollen und lebensspendenden Spermien. Darüber hinaus aktiviert das Plasma die eigenständige Beweglichkeit der Spermien. Dabei kann die Menge des abgesonderten Spermas, wie es umgangssprachlich genannt wird, variieren. In der Regel ist es ein Teelöffel voll, doch es kann auch weitaus weniger sein. Hat der Mann innerhalb kurzer Zeit mehrere Orgasmen hinter sich gebracht, ändern sich auch Konsistenz und Farbe des Körpersaftes, der so wunderbar nach Kastanien duftet. Er ist dann heller und dünnflüssiger und nicht mehr sämig und grauweiß.

Der Samenerguss des Mannes ist ein sicheres Zeichen für das Überschreiten der Ziellinie. Allerdings kann es auch passieren, dass er kommt, ohne zu ejakulieren – genau wie die Frau.

Wenn Frauen den Gipfel der Lust erreicht haben, tritt manchmal eine Flüssigkeit aus, die vermutlich aus den Skene-Drüsen kommt. Diese Drüsen gruppieren sich im schwammartigen Gewebe rund um die Harnröhre. Das Sekret ähnelt jenem der männlichen Prostata. Es ist nicht zu verwechseln mit der Flüssigkeit, die beim *Squirten* aus der Harnröhre heraustritt und neben Urin teilweise auch etwas weibliches Ejakulat enthält. Der Freudenfluss der Frau ähnelt optisch einer wässrigen Milchlösung und wird häufig fälschlicherweise als normale Scheidenabsonderung angesehen.

Mit der richtigen Atmung zum Orgasmus

Der Orgasmus ist von rhythmischen Muskelkontraktionen begleitet, die hauptsächlich im Intimbereich stattfinden. Hierfür müssen die Muskeln mit ausreichend Sauerstoff versorgt sein. Die richtige Atmung spielt deshalb eine wichtige Rolle für die nötige Steigerung der Erregung, die schließlich in einem Orgasmus enden kann. Manchmal neigt man dazu, kurz vor dem Orgasmus die Luft anzuhalten. Machen Sie das bloß nicht, so bringen Sie sich um das Vergnügen. Grund hierfür ist, dass die plötzliche Unterbrechung der Sauerstoffzufuhr Adrenalin ausgeschüttet wird und sich Kohlendioxid im Blut ansammelt. Beides beschleunigt die Ejakulation. Also: Immer tief durchatmen – auch kurz vor der Zielgeraden!

Bauchatmung kann den Sex günstig beeinflussen, da sie die Muskeln unterhalb des Rippenbogens bis zum Intimbereich in Bewegung versetzt und entspannt. Während des Einatmens wird die Bauch- und Beckenbodenmuskulatur gedehnt und beim Ausatmen ziehen sich diese Muskelpartien wieder zusammen. Dadurch wird die Durchblutung angeregt, was die Erregung ankurbelt.

Tatsächlich können einige Menschen das große O allein durch Atmung erreichen, ohne sich dabei zu berühren.

So üben Sie richtig zu atmen

Machen Sie die nachfolgende Übung zweimal am Tag für etwa 30 Atemzüge. Nach einigen Tagen werden Sie automatisch tief in den Bauch atmen und nicht nur beim Sex davon profitieren.

- Nehmen Sie eine aufrechte Haltung ein, schließen Sie die Augen und atmen Sie bewusst über die Nase ein, der Mund bleibt dabei geschlossen. Das Zwerchfell hebt sich und der Bauch wölbt sich leicht.
- Halten Sie den Atem kurz an, bevor Sie wieder ausatmen. So geben Sie der Lunge Zeit, den Sauerstoff zu verteilen, und beleben damit den gesamten Organismus.
- Bei der Ausatmung strömt die Luft erst von der Brust und dann vom Bauch durch die Nase. Der Bauch wird wieder flach. Der Mund kann dabei geöffnet sein.

- Nach einigen Atemzügen versuchen Sie Ihren eigenen Rhythmus zu finden, der möglichst ruhig sein sollte. Lassen Sie die drei Teile der Atmung (Einatmen, Anhalten, Ausatmen) fließend ineinander übergehen.
- Lassen Sie den Atem weiter fließen und achten Sie nun darauf, was in Ihrem Beckenboden passiert, während Sie einatmen. Können Sie spüren, wie sich der Bauch bis zum Beckenboden ausdehnt? Fühlen Sie, wie Ihr Atem den Genitalbereich erfüllt?

So atmen Sie sich zum Gipfel der Lust

- Wenden Sie die Bauchatmung auch während des Geschlechtsverkehrs an und experimentieren Sie damit. Atmen Sie dabei möglichst tief und entspannt ein. Beginnen Sie mit einem langsamen Atemtempo, und spannen Sie die Beckenbodenmuskulatur bewusst an, um sie dann wieder zu lösen. Passen Sie sich dabei dem gleichmäßigen Atemrhythmus an.
- Mit zunehmend schnellerer Bewegung können Sie auch die Atemgeschwindigkeit erhöhen, jedoch sollte die Atmung weiterhin möglichst tief sein. Atmen Sie die Luft immer bis zum letzten Rest aus.
- Sie werden dabei erfahren, was Sie damit in Ihrem Körper anstellen können und wie Sex zu einer Achterbahnfahrt der Erregung werden kann.

Orgasmische Meditation

Wir leben in einem Zeitalter, in dem Sex häufig nur als körperliche Befriedigung angesehen wird, dabei birgt er durchaus spirituelle Aspekte. Männer wie Frauen setzen sich im Bett unter Leistungsdruck, unbefriedigende oder gar verletzende sexuelle Erfahrungen manifestieren sich in Körper, Geist und Seele und führen dort zu Blockaden. Indem Orgasmische Meditation eine Verbindung aus sexueller Energie und Meditation herstellt, können mit ihrer Hilfe diese Störungen behoben werden. Man entdeckt den Körper auf eine ganz neue Art und tritt in bewussten Kontakt mit seinen sexuellen Energien.

Orgasmische Energie

Nach Ansicht aller Lehren, die sich mit feinstofflicher Lebensenergie auseinandersetzen, ist der Mensch eine untrennbare Einheit von Körper, Geist und Seele. Die Chinesen nennen die Lebensenergie Qi, die Inder Prana und die Tibeter Nuspa. Sie durchdringt den Kosmos sowie die gesamte Natur mit all ihren Objekten und Phänomenen. Wenn wir in uns gehen, können wir diese Energie in jeder Zelle unsere Körpers spüren – auch in den Genitalien.

Ein Teil dieser Lebensenergie wird während der Zeugung von den Eltern an das Kind abgegeben. Die Chinesen bezeichnen sie als Ursprungs-Qi. Es baut sich im Laufe des Lebens ab und ist nicht erneuerbar. Erlischt diese Energie, sterben wir. Die vom Orgasmus geprägte Energie sammelt sich in den Nieren und strömt von dort aus durch unseren gesamten Organismus. Kann sie frei fließen, fühlen wir uns gesund und vital.

Dreh- und Angelpunkt der Orgasmischen Körpermeditation ist genau diese sexuell-orgasmische Energie. Yogische Traditionen (darunter auch Tantra) nennen die potenzielle Urenergie Kundalini. Als zusammengerollte Schlange ruht sie an der Basis der Wirbelsäule in Höhe des Sexual-Chakras und verkörpert Shiva, das ewige höhere Bewusstsein und die Zeit. Ihr Gegenpol Shakti repräsentiert hingegen den Raum und das grenzenlose höhere Bewusstsein. Sie bewirkt Prana. Shiva ist das Äquivalent zum östlichen Yang und Shakti ist mit Yin vergleichbar. Das höchste Ziel der Shiva ist der

Aufstieg durch die Ebenen des Körpers, um schließlich wieder mit Shakti, die im obersten Chakra verortet ist, zu verschmelzen. Durch ihre Vereinigung bilden sie den reinen kosmischen Klang (Nada) und die höchste Wahrheit (Maha Bindu). Sofern ein Mensch in der Lage ist, dieses Ziel zu erreichen, lässt er nach tantrischer Lehre die Grenzen des physischen Körpers hinter sich und seine mystischen Fähigkeiten können sich entfalten.

Der menschliche Körper ist so konditioniert, dass er die orgasmische Energie in Form eines Höhepunkts entladen möchte. Durch orgasmische Körpermeditation wird diese Energie nicht blitzartig ausgestoßen, sondern bewusst im Körper belassen und füllt so alle Körperregionen an. Die Übungen fördern die Fähigkeit des Loslassens und der Hingabe. Männer sind durch sie in der Lage, ihre sexuelle Energie zu steuern und frei im Körper zirkulieren zu lassen. Frauen öffnen sich und können sich voll und ganz dem orgasmischen Gefühl hingeben.

Orgasmische Meditation nach Pospiech und Lieder

Die beiden deutschen Tantra-Lehrer Anke Felice Pospiech und Ralf Lieder setzen sich seit vielen Jahren mit Tantra auseinander und sehen es als Ausdruck ihrer Daseinsfreude und ihres Bewusstseins. Basierend auf dieser indischen Lehre und anderen orgasmischen Meditationsübungen, haben sie eine eigene Methode entwickelt, deren Hauptziel es ist, den Aspekt der »Entspannung bei hoher sexueller Energie« (aus dem Tantrismus), den Energiekreislauf (aus dem Taoismus) und die Gleichbehandlung der Männer mit einzubringen, da andere Praktiken meist nur auf Frauen ausgelegt sind. Schließlich haben auch einige Männer Orgasmusprobleme, wenngleich diese häufig nur seelischen Ursprungs sind.

Pospiech und Lieder legten bei der Entwicklung ihrer Methode insbesondere Augenmerk auf die Erfüllung nachfolgender Kriterien:

Meditation bedeutet die Einbeziehung von Körper, Geist und Seele und entspricht einem ganzheitlichen Ansatz. Aus diesem Grund
sind die Übungen nicht nur auf einen Teilbereich, d. h. die Sexualorgane, fokussiert, sondern berücksichtigen alle Körperareale.

- Der Fokus der Frau sollte nicht sofort auf der Klitoris liegen, da
  nach Ansicht des Tantra und des Taoismus die sexuelle Energie
  bei Frauen von den Brüsten (Herzbereich) in die Vagina fließt.
  Grund hierfür ist, dass sie dort ihren energetischen Pol hat.
- Die Meditation ist als Bestandteil des Slow Sex anzusehen. Wie
  die Bezeichnung bereits verrät, nimmt man sich beim Slow Sex
  Zeit für die körperliche Liebe. Man entdeckt den Körper des
  Gegenübers ganz bewusst. In diesem Sinne unterliegt die Meditation weder einer zeitlichen Einschränkung, noch ist ein stren-
  ger Zeitrahmen für die einzelnen Abschnitte vorgesehen. Alles
  andere wäre kontraproduktiv. Vielmehr stehen Ganzkörperent-
  spannung sowie das Vertrauen zum Partner im Vordergrund.
- Wie häufig sie durchgeführt wird, bleibt dabei jedem Paar selbst
  überlassen. Wie ansonsten beim Sex, gibt es keine Norm oder
  Regel bezüglich der Häufigkeit.

Exkurs Sexual- und Herz-Chakra

Chakren sind feinstoffliche Energiezentren, die durch Energieleit-
bahnen miteinander verbunden sind. Die sieben Hauptchakren
befinden sich sowohl im Körperinneren als auch im Körperäu-
ßeren und sitzen an den Hauptverzweigungen des Nervensys-
tems. Sie sind entlang der Wirbelsäule angeordnet und werden
von unten nach oben gezählt. Metaphysische und biophysische
Energien werden in ihnen gesammelt und umgewandelt.

Sexual-Chakra

Während der Orgasmischen Meditation soll beim Mann vor allem das Sexualchakra angeregt werden, während bei Frauen der Fokus mehr auf dem Herzchakra liegt. Es ist mit dem emotionalen Körper verbunden und befindet sich in der Kreuzbeingegend zwischen Nabel und Geschlechtsorganen. Dieses Chakra erfüllt den gesamten Beckenraum mit seiner Energie und strömt durch alle Organe, die im Unterleib verortet sind. Es schützt und nährt die Fortpflanzungsorgane und auf seelischer Ebene fördert es die Fähigkeit des Loslassens. Das Sexual-Chakra stellt unsere Verbindung zu Sinnlichkeit, Sexualität und Lebendigkeit dar. Darüber hinaus spielt es eine wichtige Rolle für das Empfinden und Ausdrücken von Gefühlen und fördert die feminine Seite des Mannes. Massageöle aus Vanille, Pfeffer, Bitterorange oder Sandelholz aktivieren dieses Chakra.

Herz-Chakra

Diese Chakra hat seinen Sitz im Astralkörper, ist nach vorne geöffnet und sitzt in der Brustmitte auf Höhe des Herzens. Es stellt eine Verbindung zwischen den unteren drei Chakras mit den oberen drei Energiewirbeln her, die der Sitz des höheren menschlichen Bewusstseins sind. Das Herz-Chakra kräftigt und belebt den gesamten Brustkorb mitsamt all seinen Organen, verleiht dem Herzen Energie und nimmt eine wichtige Rolle bei der Atmung ein, da es unmittelbar mit Lungen und Bronchien in Kontakt steht. Auf seelisch-geistiger Ebene ist es die Quelle bedingungsloser Liebe und es verarbeitet emotionale Erfahrungen wie Liebe, Schmerz, Dankbarkeit, Trauer oder Hingabe. Massageöle aus Lavendel, Rose oder Jasmin regen dieses Chakra an.

Für die Orgasmische Meditation wählen Sie zunächst einen ruhigen und angenehmen Ort aus. Der Mann bereitet dort das sogenannte Nest. Hierfür breitet er eine Decke oder eine andere weiche und stabile Unterlage aus. Weiterhin werden drei oder vier Unterlegkissen bereitgelegt. Davon ist eines für die Knie des massierenden Partners (Sitzkissen), die anderen sind für den Kopf/Nacken des passiven Partners sowie für dessen Knie bestimmt. Halten Sie auch ein Handtuch bereit, das Sie unterhalb des Gesäßes des passiven Partners platzieren, sowie etwas Gleitmittel. Wie bei anderen Meditationsarten können Sie die Atmosphäre durch Duftlämpchen, gedämpftes Licht oder sanfte Musik günstig beeinflussen.

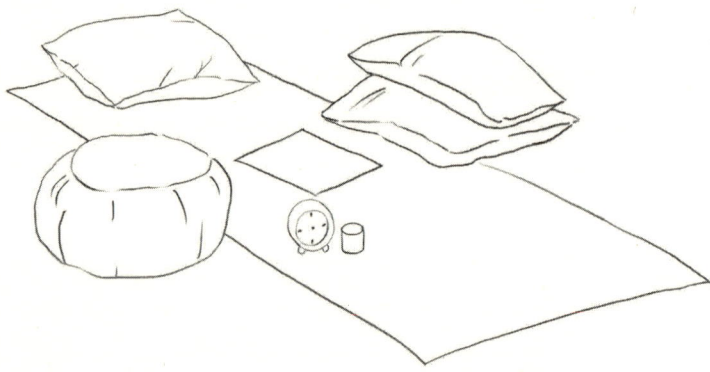

Bei der Orgasmischen Meditation ist es Teil des Rituals, dass der Mann das Nest baut.

Danach entkleidet sich die zu massierende Person von der Hüfte abwärts. Der Oberkörper bleibt angezogen. Der aktive Partner behält seine Kleidung vollständig an.

Der entkleidete Partner legt sich auf den Rücken und stellt die Beine auf und lässt sie zur Seite klappen. Dabei wird das linke Knie von ein oder zwei Kissen abgestützt. Der Massierende nimmt rechts daneben auf einem Sitzkissen Platz, führt sein rechtes Bein unter das des liegenden Partners und setzt das linke Bein über dessen Bauch (siehe Abbildung). Für beide sollte die Position angenehm sein. Nun führen Sie die sieben Abschnitte der Orgasmischen Körpermeditation nach Pospiech und Lieder wie folgt durch:

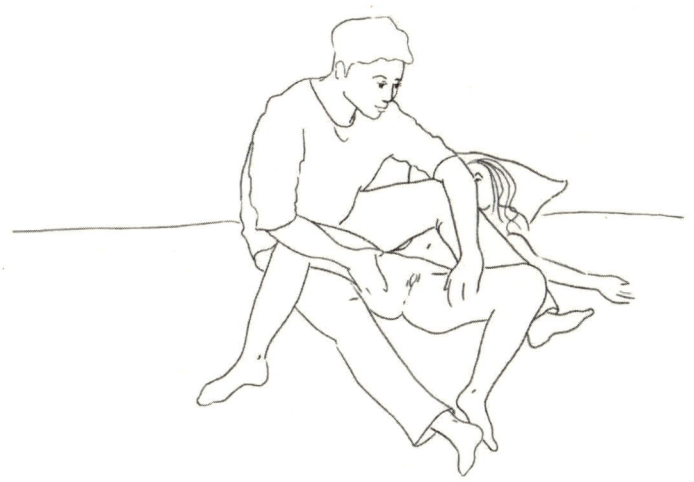

Position für die Orgasmische Meditation.

1. **Yin/Yang-Ausgleich Rückseite:** Stellen Sie eine Verbindung von Innen und Außen durch Streichen der Körperaußenseiten Ihres Partners mit der Handfläche her. Wiederholen Sie die Übung zweimal, je etwa 7 bis 8 Minuten.

2. **Chakrenaktivierung Rückseite:** Massieren Sie Sexual- und Herz-Chakra (siehe S. 169) Ihres Partners kreisend mit einem anregenden Massageöl. Bei Männern liegt der Fokus auf dem Sexual-Chakra, bei Frauen auf dem Herz-Chakra. Die Massage dauert etwa 7 bis 8 Minuten.

3. **Yin/Yang-Ausgleich Vorderseite:** Yin steht für das Weibliche, die rechte Körperhälfte und die inneren Körperteile. Yang verkörpert hingegen das Männliche und die linke Körperhälfte sowie die äußeren Körperteile. Bringen Sie die beiden Pole in Balance und schaffen Sie damit ein Gleichgewicht von Körper, Geist und Seele, indem Sie Innen und Außen durch Streichen der Körperaußenseiten Ihres Partners mit der Handfläche verbinden. Wiederholen Sie die Übung zweimal, je etwa 7 bis 8 Minuten.

4. **Chakrenaktivierung Vorderseite:** Regen Sie Sexual- und Herz-Chakra (siehe S. 169) an, indem Sie diese kreisend mit einem angenehm duftenden Massageöl massieren und verbinden. Bei Männern wird auf das Sexual-Chakra fokussiert, bei Frauen auf das Herz-Chakra. Die Massage dauert etwa 7 bis 8 Minuten.

5. **Entspannung im Genitalbereich Mann**: Üben Sie beim Mann einen rhythmischen Druck auf *Mula* (Damm und Anus) aus. Legen Sie die Hand auf *Lingam* (männliche Genitalien) und *Scrotum* (Hodensack), und drücken Sie im Rhythmus der Atmung mit dem Finger auf den Damm am Wurzel-Chakra.
Bei der Frau wird die Hand auf die *Yoni* (weibliche Genitalien) gelegt, wobei der Mittelfinger in der Spalte liegt. Im Rhythmus der Atmung wird sanft mit dem Finger auf die Spalte geklopft.
Die Anwendung dauert etwa 15 Minuten.

Oming/Intensiver Verlängerter Orgasmus (IVO): Streichen Sie beim Mann den Bereich daumenbreit unterhalb der Eichel in kreisenden Bewegungen oder mit dem Daumen hoch und runter, oder massieren Sie diese Zone zwischen Daumen und Zeigefinger.

Bei der Frau wird vom Schambeinrand aus langsam mit dem Zeigefinger in einer Linie nach unten in kleinen Kreisen bis zum »Klitorisdach« massiert. Danach den oberen 4. Quadranten der Klitoris (bzw. ganze Klitoris) in kleine Bewegungen von oben nach unten streichen.

Alternativ können der A- sowie G-Punkt (siehe S. 160/161) durch die »Komm her«-Bewegung mit einem oder zwei Fingern stimuliert werden.

Nehmen Sie sich etwa 20 Minuten Zeit für diese sinnliche Übung.

6. **Energie ausstreichen, Grounding, Liegen:** Nun wird der Fokus noch mehr auf langsame, nach unten streichende Bewegungen gerichtet. Hierdurch werden die orgasmischen Energien nach unten befördert und der Erdungsprozess (*Grounding*) wird eingeleitet. Der Partner, der massiert, platziert seine linke Hand auf dem Geschlecht des liegenden Partners, legt die andere Hand darüber und übt sehr leichten Druck aus. Die Hände verweilen dort, bis das Gegenüber vollkommen zurückgekehrt ist. Der massierte Partner liegt schließlich noch, solange er möchte, und spürt nach.

Der massierende Partner teilt seinem Gegenüber nun mit, dass die Meditation/Massage beendet ist. Anschließend streift er das Gleitmittel sowie die Lubrikationsflüssigkeit vorsichtig mit dem Handtuch ab.

Einfacher kommen

Häufig liegt eine psychische Hemmung vor, die ihr oder ihm den Orgasmus erschwert oder gar verwehrt. Und noch einmal: Wenn Sie kommen möchten, sollten Sie die Jagd nach dem Orgasmus abblasen und loslassen. Genießen Sie den Moment und jede Berührung – das gilt für Soloeinlagen ebenso wie für Sex mit dem Partner. Ebenso können die nachfolgenden Maßnahmen Frauen mit Orgasmusproblemen helfen, den Lustgipfel zu erreichen.

- Wichtig ist, dass Sie im Einklang mit sich selbst sind, sich selbst, Ihren Körper und Ihre Sexualität annehmen und lieben. Komplexe sind der Lustkiller Nummer eins. Selbstbefriedigung verhilft zu einem positiven Körpergefühl und lässt die eigenen Vorlieben erkennen. Darüber hinaus erhöht Masturbation die sexuelle Begierde und steigert die Orgasmusfähigkeit.
- Zeigen Sie Ihrem Partner genau, was Sie möchten und was Ihnen ein zuckersüßes Seufzen entlockt. Sex bedeutet Geben und Nehmen. Greifen Sie zu und schnappen Sie sich, was Sie wollen!
- Wenn Sie nicht feucht genug sind, heißt das nicht unbedingt, dass Sie nicht erregt sind. Allerdings kann dann die Reibung, die beim Sex entsteht, schmerzhaft sein und Ihr Lustgefühl hemmen. Benutzen Sie in diesem Fall Gleitmittel. Auch er wird es Ihnen danken!
- Eine leicht gefüllte Blase intensiviert den Druck auf die Nerven im Intimbereich und steigert damit deren Sensibilität. Beckenbodentraining stärkt die orgastische Manschette. Mit einer trainierten Beckenbodenmuskulatur lassen sich die Vaginalmuskeln gezielt anspannen, was das Lustgefühl erhöht. Ebenso wirkt das Zusammenhalten der Beine lustfördernd, da es hier zu einer Muskelkontraktion in der Vagina kommt.

- Wechseln Sie Rhythmus, Stellungen und Intensität des Liebesspiels, denn Eintönigkeit sorgt für Langeweile und wirkt sich nicht förderlich auf die Lust aus.
- Genießen Sie das Vorspiel in vollen Zügen und lassen Sie es ruhig eine Weile dauern. Das erhöht die Erregung und damit auch die Durchblutung Ihrer Lustorgane, die so noch sensibler auf Reize reagieren.
- Natürlich ist es sensationell, das Hier und Jetzt zu genießen und völlig bei der Sache zu sein. Aber das Einbeziehen von Fantasien kann trotzdem nicht schaden, um orgasmische Höhenflüge zu befeuern.
- Daneben können auch äußerliche Faktoren wie eine stimmungsvolle und ansprechende Umgebung lustfördernd sein. Bei Kälte wird die Durchblutung gestört, sorgen Sie also für eine kuschelige Atmosphäre.
- Mit der Pausentaktik lässt sich die Wucht des Orgasmus erhöhen. Viele Frauen schwören darauf, allerdings braucht es etwas Übung, bis man von dieser Maßnahme wirklich profitiert. Hierbei wird kurz vor dem Höhepunkt jede Berührung gestoppt. Erst wenn die Erregung komplett abgeebt ist, beginnt man von Neuem mit der Stimulation. Die Pause kann dabei zwischen einer Minute und mehreren Stunden dauern.

Seine Ejakulation herauszögern

Wenn Sie Ihren Schatz schon nach kürzester Zeit zum Beben bringen, selbst aber noch nicht auf Ihre Kosten gekommen sind, gibt es einige Tricks, um seine Entladung ein wenig hinauszuzögern. Die nachfolgenden Maßnahmen sind ungefährlich. Und wenn nichts von alledem klappt, besorgen Sie es sich nach seinem Gipfelsturm einfach selbst und lassen ihn zusehen. Die nächste Runde wird dann sicher nicht lange auf sich warten lassen! Vielleicht will er Sie aber auch gerne mit seinen Händen oder der Zunge beglücken.

Start-Stopp-Technik: Kurz vor dem Samenerguss wird die Stimulation abrupt unterbrochen, bis der Ejakulationsreflex nicht mehr vorhanden ist. Anschließend kann die nächste Runde eingeläutet werden. So können Sie das in Dauerschleife weiterführen: an den Rand des Orgasmus bringen und dann wieder bremsen. Mit ein bisschen Training kann Mann oder Frau so seinen/ihren Ejakulationsdrang steuern. Am besten wird diese Technik zunächst beim Masturbieren geübt.

Squeeze-Technik: Wenn er merkt, dass der Schuss naht, platziert er Zeigefinger und Daumen unterhalb der Eichel um den Penis. Dann wird der Ejakulationsdrang für kurze Zeit eliminiert, indem die beiden Finger für 10 bis 20 Sekunden einen mäßigen Druck ausüben. Sie können diese Technik natürlich auch bei ihm anwenden.

Penisring: Eine weitere Möglichkeit, die Ausdauer des kleinen Freundes und vor allem die Intensität der Erektion zu steigern, ist das Anlegen eines Penisrings. Die Latex- oder Silikonringe werden vor dem Geschlechtsverkehr über den Penisschaft und den Hodensack gestreift. Er kann kurz vor dem Orgasmus abgenommen werden oder bis zum Finale dort bleiben. Der Penisring blockiert den Blutrückfluss. Über die Wirksamkeit lässt sich streiten: Einige Männer sind von den Ringen begeistert, andere wiederum sind nicht von deren Effekt überzeugt. Da Penisringe bereits für kleines Geld zu haben sind, kann man sie bei Bedarf ruhig einmal ausprobieren.

PC-Muskel: Der PC-Muskel ist Teil der Beckenbodenmuskulatur und kann durch bewusstes Anspannen den Orgasmus herauszögern. Dabei führt man dieselbe Muskelkontraktion durch, die den Urinstrahl unterbrechen lässt. Der PC-Muskel lässt sich spielend durch Beckenbodentraining stärken.

Den Orgasmus vortäuschen

Traurig, aber wahr: Fast jeder hat schon einmal vorgetäuscht – Männlein genauso wie Weiblein. Es steckt keine große Kunst dahinter, da man ja meistens weiß, wie der Körper bei einem Orgasmus reagiert. Ein bisschen Zucken, intensiv stöhnen, die Atmung beschleunigen und fertig ist die Show. Die Gründe für den gefakten Höhepunkt sind unterschiedlichster Natur. Man will beispielsweise den Partner nicht enttäuschen und ihm ein gutes Gefühl geben oder möchte unangenehmen Sex schnellstmöglich beenden.

Allerdings steht man nicht nur dem Partner, sondern auch sich selbst im Weg, wenn man dieses Täuschungsmanöver tätigt. Auf diese Weise wird der Liebste oder die Liebste immer im Dunklen tappen, was die wahren Vorlieben betrifft. In der Folge bleibt der Geschlechtsverkehr weiterhin unbefriedigend und entwickelt sich nicht weiter – weil ja alles scheinbar so rund läuft.

Wenn Sie zu den 80 Prozent der Frauen gehören, die den Orgasmus vortäuschen, sollten Sie Ihrem Schauspiel ein Ende setzen. »Mut zur Ehrlichkeit« heißt die Devise. So haben Sie eine bessere Chance auf wirklich guten Sex und den ekstatischen Höhepunkt, ansonsten wird sich nämlich nicht viel bessern. Sprechen Sie mit Ihrem Partner über Ihre Vorlieben und führen Sie ihn im Bett. Zeigen Sie ihm, was Sie wirklich auf Touren bringt.

Bringen Sie Licht ins Dunkel und fragen Sie ihn ganz offen, ob er Sie nicht auch schon einmal mit einer bühnenreifen Orgasmus-Show imponieren wollte, die eigentlich gar keine war. Denn, wie gesagt, ist das nicht immer nur Frauensache (siehe S. 18).

NACH DEM SPIEL IST VOR DEM SPIEL

Bindung stärken oder Zeit für einen Abgang

Wenn ihre Körper nach zwei Stunden die höchste Lust erreicht hatten, blieben sie beide nackt, um ihre körperliche Vertrautheit fortzusetzen, die Harmonie zu genießen, die nicht nur zwischen ihnen herrschte, sondern alles, was sie umgab, mit einbezog.

GEORGES SIMENON: *DAS BLAUE ZIMMER (LA CHAMBRE BLEUE)*

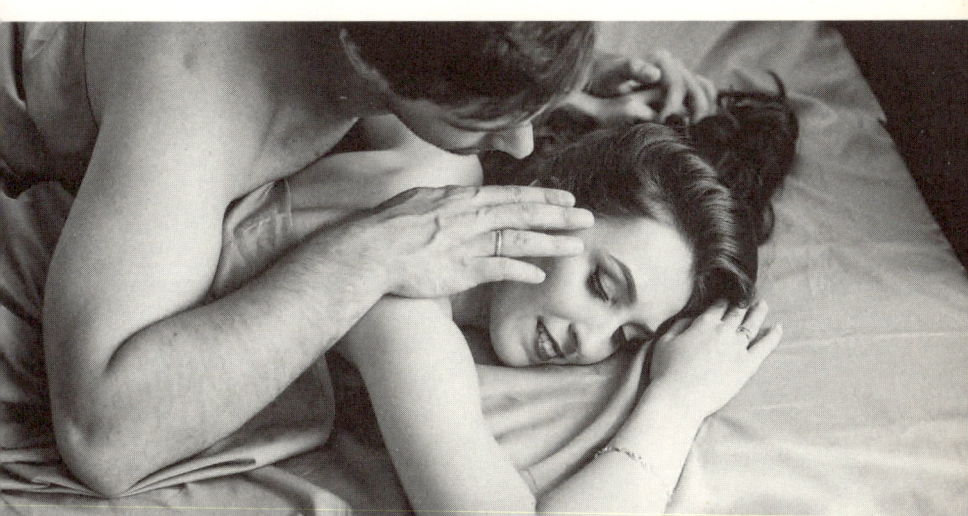

Auf den vierten Akt folgt der fünfte, denn nach dem Höhepunkt ist noch lange nicht Schluss. Beide liegen nun beieinander und haben ein zufriedenes Lächeln auf dem Gesicht. Männer und Frauen sind förmlich betäubt von dem erregenden Schauspiel, das sie gerade absolviert haben. Nach all den Hormonen, die während eines Orgasmus ausgeschüttet wurden, wird nun im Gehirn des Mannes die Produktion von Prolaktin und Oxytocin angekurbelt. Die Stoffe sind auch als Kuschelhormone bekannt, machen müde und festigen die Bindung zwischen den Liebenden.

Verschnarchen Sie diesen sinnlichen Teil des Liebesspiels bloß nicht, denn durch Streicheln wird die Oxytocin-Produktion weiter erhöht. Dieser Appell richtet sich insbesondere an die Männerwelt. Kosten Sie nun Ihre Entspannung aus und geben Sie sich zärtlichen Berührungen hin.

Nachspiel, was ist das?

Ein zärtliches Nachspiel scheint nach dem lauten Stöhnen nicht in allen Betten selbstverständlich zu sein. Meistens schläft der Mann ein und die Frau hechtet in Richtung Badezimmer. Meine Güte, keiner sagt, dass Sie sich nach dem Orgasmus stundenlang liebkosen müssen, aber eine halbe Stunde sollte durchaus drin sein. Danach können Sie entweder in die zweite Runde gehen, sich etwas Leckeres zum Knabbern ins Bett holen oder auf den leidenschaftlichen Sex, den Sie gerade hatten, mit einem prickelnden Glas Champagner anstoßen.

Sie fragen sich jetzt wahrscheinlich, was denn bitte schön genau ein Nachspiel ist. Die Erklärung ist relativ einfach. Es ist das Auskosten des Nachhalls des Höhepunktes. Dabei liegt eine einzigartige erotische Stimmung in der Luft. Man ist glücklich, entspannt, gelöst und befriedigt. Ein Nachspiel ist die Verlängerung dessen, was Sie vorher miteinander erlebt haben. Es wäre eine Vergeudung, sich das entgehen zu lassen.

Schon im Kamasutra heißt es, der Abschied der Körper sollte nicht abrupt, sondern langsam erfolgen. Verharren Sie deshalb noch eine Weile ineinander. Legen Sie die Stirn aneinander und umarmen Sie sich. Es ist ein sehr sinnliches Gefühl zu spüren, wie der schlaffe Penis langsam aus der Scheide herausgleitet.

Bei Männern ist die Eichel nach dem Orgasmus sehr empfindlich und man lässt sie deshalb am besten in Ruhe. Bei Frauen sieht das anders aus. Ihr Venusdelta ist gelöst und weich. Hier sind weitere Berührungen durchaus willkommen. Man kann sie zart mit den Fingerspitzen umkreisen oder ein mit warmen Wasser getränktes Tuch auf den Venushügel legen. Der Liebste kann die Kleine danach trocken küssen.

Wenn Sie nicht gekommen sind, kann er Ihre Vulva mit seinen Händen oder seinem Mund bedenken. Oder Sie legen selbst Hand an und er kann Ihnen dabei zusehen, wie der Orgasmus Sie in seinen wollüstigen Besitz nimmt. Er wird dieses Geschenk niemals vergessen. Und natürlich sind jede Menge Streicheleinheiten angesagt! Zum Streicheln eignen sich ebenfalls Seidentücher oder Federn. Sie können sich aber auch gegenseitig liebevoll massieren (siehe. S. 80).

Was auch immer Sie tun, es wird Ihre Bindung nachhaltig stärken!

Bitte nicht das

Es gibt grundlegende Dinge, die nach dem Sex (und meistens auch davor und währenddessen) absolut unangebracht sind und das Stimmungshoch komplett vernichten. Ganz oben auf dieser Liste steht, dem Partner nach dem Akt die kalte Schulter zu zeigen oder sich vom Acker zu machen. Was Sie ansonsten tunlichst lassen sollten, erfahren Sie im Folgenden.

Nehmen und Geben: Frauen sind nach einem Orgasmus häufig in Plauderlaune. Allerdings sollten sie es damit nicht übertreiben und sich ein wenig im Zaum halten. Wenn er total geschafft ist, heißt die Devise: Klappe zu, in die Arme des Partners legen und die Zweisamkeit genießen.

Hingegen gilt für Männer: Nicht dem Dösen hingeben, sondern ihr zuhören und sie nicht völlig ignorieren, wenn sie sich etwas austauschen möchte. Plappert sie zu viel, kann ein Kuss auf den Mund helfen.

Keine Fragen: Überspringen Sie die berühmte Wie-war-ich-Frage. Das sollten Sie eigentlich gemerkt haben.

Kein Weg führt ins Badezimmer: Der Gang zur Toilette ist erlaubt, wenn es unbedingt notwendig ist, alles andere ist tabu. Dann wird das Make-up eben nicht entfernt und die Nachtcreme wird auch nicht aufgetragen. Das ist kein Weltuntergang. Außerdem kann das immer noch später erledigt werden. Jetzt ist zunächst das Nachspiel angesagt.

Rauchen: Aufstehen und sich auf dem Balkon oder im Wohnzimmer einen Klimmstängel anzünden, geht leider gar nicht. Entweder Sie erledigen das zu zweit zwischen den Laken oder Sie lassen es einfach sein!

Finger weg: Greifen Sie danach bloß nicht zum Handy und checken Sie E-Mails, SMS, Facebook oder sonst irgendetwas. Das zeugt von absolutem Desinteresse und hat hier nichts, aber auch gar nichts zu suchen.

Zu viel des Guten: Sie mögen nach dem Sex im Liebesrausch sein, aber überfluten Sie Ihr Gegenüber nicht mit Liebesbekundungen und Zukunftsplänen, die lediglich Ihrem momentanen Hormonlevel geschuldet sind.

Unpassende Bemerkungen: Ebenso unangebracht sind unpassende Bemerkungen. Es mag sein, dass Sie den Pickel am Kinn bemerkt haben, aber Sie müssen ihn nicht weiter kommentieren. Genauso ist jetzt auch nicht der Zeitpunkt, Beziehungsprobleme auszudiskutieren, vom Expartner zu sprechen oder den Sex zu kritisieren. Lassen Sie Ihre Taktlosigkeit stecken und kehren Sie lieber Ihre charmante Seite heraus.

Abgang: Wenn Sie direkt nach dem Sex das Weite suchen, vermiesen Sie alles, was vorher war. Wenn Sie Ihr Gegenüber allerdings schnell loswerden möchten und keine weiteren Treffen planen, fahren Sie die richtige Strategie – wenngleich es eine miese ist.

Schlechtes Gewissen: Männer werden häufig von einem schlechten Gewissen geplagt, weil ihre Holde keinen Höhepunkt hatte. Das ist nicht nötig. Wie gesagt, der Weg ist das Ziel. Frauen hingegen machen sich nicht selten Gedanken, ob sie vielleicht nicht lasziv oder aktiv genug waren – auch das ist völlig unbegründet!

Neues Wissen gekonnt einsetzen

Der Vorhang ist gefallen und das Liebesspiel wartet auf die nächste Vorstellung. Sie haben wieder ein wenig mehr über seine und vielleicht auch Ihre erotischen Vorlieben erfahren. Behalten Sie die Neuigkeiten im Hinterkopf und feilen Sie beim nächsten Mal weiter daran.

Und wenn Sie es ganz genau wissen möchten, sprechen Sie einfach mit Ihrem Objekt der Begierde über Ihre gemeinsame Sexualität. In der Liebeskunst ist die verbale Kommunikation ebenso entscheidend wie die nonverbale.

Meine Damen, auf geht's! Legen Sie das Buch nun zur Seite und ab in die Kiste mit Ihrem Lover! Genießen Sie den ultimativen Sex in vollen Zügen und lassen Sie es ordentlich krachen!

SEXY LEXIKON – BEZEICHNUNGEN, DIE SIE KENNEN SOLLTEN

A tergo: Damit sind Sexpraktiken gemeint, bei denen der aktive Partner den passiven von hinten anal oder vaginal penetriert.

A2M: A2M ist das Kürzel für Ass to Mouth. Die Bezeichnung sagt bereits alles: Der Penis wird direkt nach dem Analverkehr in den Mund der Parnerin geschoben.

AC/DC: Umgangssprachliche Bezeichnung für Bisexualität.

Albanisch: Eine Sexpraktik, bei der die Kniekehle der Partnerin mit dem Penis penetriert wird.

Ampallang oder Prinz Albert: Dabei handelt sich um ein Piercing, das waagerecht durch die Eichel gestochen wird.

Anal Bleaching: Hier wird die Afterregion aus ästhetischen Gründen gebleicht.

Andreaskreuz: Bei einem Andreaskreuz handelt es sich um zwei überkreuzte Holzteile. An den Enden sind Vorrichtungen für Fesselspiele angebracht.

Anilingus: Anilingus ist eine Sexpraktik, bei der der Analbereich mit der Zunge oder dem Mund stimuliert wird. Manche gebrauchen den englischen Begriff »Riming« hierfür.

Aphrodisiaka: Aphrodisiaka sind luststeigernde Mittel. Sie können aus pflanzlichen, tierischen oder pharmazeutisch hergestellten Substanzen bestehen.

Arabisch: Bei dieser Sexpraktik wird der Geschlechtsverkehr regelmäßig für kurze Zeit unterbrochen. In den Pausen wird der Penis mit heißem Wasser oder mit Öl benetzt.

Axilismus: Bei dieser Sexpraktik wird die Achselhöhle penetriert.

Balak: Phallus (aus Wachs oder Holz gefertigt).

Barebacking: Analverkehr, der ohne Kondom durchgeführt wird, wird als »Barebacking« bezeichnet.

Bellybuttonshot: Wenn der Mann in den Bauchnabel der Partnerin ejakuliert.

Blowjob: Oralverkehr beim Mann, auch Fellatio genannt. Die männlichen Genitalien werden dabei mit Mund, Zunge und Lippen stimuliert.

Blümchensex: Sanfter und besonders zärtlicher Sex wird als »Blümchensex« bezeichnet.

Bondage: Bondage sind erotische Fesselspiele. Hier wird der devote Partner vom dominaten Part gefesselt.

Bonjour-Tropfen: Bonjour-Tropfen werden auch Lusttröpfchen oder Glückstropfen genannt. Dabei handelt es sich um eine Flüssigkeit, die im Zuge der Erregung aus dem Penis austritt (Lubrikation). Manchmal enthält sie bereits kleine Mengen Sperma.

Bukkake: Bukkake ist eine Gruppensexpraktik. Hier ejakulieren mehrere Männer gleichzeitig auf das Gesicht einer Frau.

CFNM: Die Abkürzung CFNM steht für *Clothed Female, Naked Man.* Dabei handelt es sich um sexuelle Handlungen, die von einer bekleideten Frau bei einem nackten Mann ausgeführt werden.

Cock Stuffing: Beim Cock Stuffing werden Utensilien in die männliche Harnröhre eingeführt, die dadurch gedehnt wird. Die Praktik ist sehr gefährlich, weshalb von ihr abgeraten wird.

Coitus a unda: Sexuelle Handlungen, die im Wasser stattfinden.

Coitus interruptus: Unterbrechen des Geschlechtsaktes durch Herausziehen des Penis aus der Scheide vor der Ejakulation. Coitus interruptus wird als Empfängnisverhütungsmaßnahme ausgeführt, bietet aber keinen sicheren Schutz.

Coitus reservatus: Das Hinauszögern des Höhepunkts des Mannes durch Meditation.

Creampie: Diese Bezeichnung stammt aus der Pornobranche und beschreibt das Auslaufen des Spermas aus Mund, Anus oder Vagina.

Cumcollect: Bei dieser Praktik ejakulieren mehrere Männer in ein Gefäß, das anschließend von einer Frau ausgetrunken wird.

Cumshot: Dieser Begriff stammt aus der Pornobranche und beschreibt das für das Publikum sichtbare Ejakulieren des Mannes auf der Vagina.

Cunnilingus: Cunnilingus ist das Gegenstück zum Fellatio (Blowjob). Hier wird der Intimbereich der Frau mit Mund und Zunge stimuliert.

Darkroom: Dabei handelt es sich um einen dunklen Raum, der für anonyme Sexspiele besucht wird.

Deep Throat: Dieser Begriff stammt aus der Pornobranche und bezeichnet das Einführen des Penis bis in den Rachen während des Oralverkehrs.

Dental Dam: Ein Dental Dam ist ein Latextuch, das ursprünglich für medizinische Zwecke eingesetzt wurde. Um beim Cunnilingus oder dem Anilingus unmittelbaren Mundkontakt zu vermeiden, wird es auch beim Sex verwendet.

Earshot: Beim Earshot ejakuliert der Mann in das Ohr der Partnerin.

Eyeshot: Beim Eyeshot ejakuliert der Mann in die Augen der Partnerin.

Facesitting: Beim Facesitting platziert ein Partner seine Genitalien auf dem Gesicht des anderen, um sich in dieser Stellung oral stimulieren zu lassen.

Facial: Dieser Begriff kommt aus der Pornobranche. Hierbei wird in das Gesicht der Partnerin ejakuliert.

Fellatio: Siehe Blowjob

Fetisch: Die sexuelle Besetzung von Objekten, Orten oder Körperteilen.

Feuchter Traum: Bei einem feuchten Traum ejakuliert der Mann oder die Frau unbewusst während des Schlafens und ohne äußere Stimulation.

Florentinisch: Bei dieser Sexpraktik versteift sich der Penis durch starkes Nachhintenziehen der Peniswurzel.

Französisch: Französisch ist eine unspezifische Bezeichnung für Oralverkehr. Beim Mann spricht man von Fellatio, bei der Frau von Cunnilingus.

Furtling: Bei dieser Sexpraktik steckt der Mann sein Glied während der Selbstbefriedigung durch ausgeschnittene Löcher in Zeitschriften, Zeitungen Bildern usw.

Gangbang: Dieser Begriff kommt aus der Pornobranche und benennt eine Situation, bei der mehrere Männer abwechselnd eine Frau penetrieren.

Glory Holing: Männer schieben dabei ihr Glied in einer öffentlichen Toilette durch ein Loch in der Wand und lassen sich von einer zweiten Person auf der anderen Seite sexuell befriedigen.

Golden Shower: Hier wird zur gemeinsamen sexuellen Erregung auf den Partner uriniert.

Griechisch: Der Begriff wird synonym für Analverkehr verwendet.

Hafada: Ein Hafada ist ein Piercing, das durch die Hautfalte am Hodensack geht. Teilweise besteht es aus mehreren Ringen, die durch eine Kette verbunden werden.

Interracial: Dieser Begriff stammt aus der Pornobranche und wird für Geschlechtsverkehr zwischen Partnern verschiedener Hautfarben oder Ethnien gebraucht.

Italienisch: Bei dieser Sexpraktik werden die Genitalien des Partners mit der Achselhöhle stimuliert.

Jerk Off: Dieser Begriff wird synonym für Masturbation benutzt.

Kaviar: Kaviar wird im Zusammenhang mit Sex synonym für Kot verwendet. Hierbei soll der Kontakt mit Fäkalien oder deren Anblick (Koprophilie) sexuelle Lust hervorrufen.

Koprophagnie: Damit ist die sexuelle Vorliebe für den Verzehr von Exkrementen gemeint.

Lusttropfen: Siehe Bonjour-Tropfen

Masochismus: Hiermit wird das sexuelle Lustempfinden durch Schmerzen und erniedrigende Behandlung beschrieben.

Ménage à trois: Der Dreier ist auch unter diesem Ausdruck bekannt. Hierbei handelt es sich um Geschlechtsverkehr, der zu dritt ausgeübt wird. Dabei können entweder zwei Frauen und ein Mann oder zwei Männer und eine Frau involviert sein.

MILF: Diese Abkürzung steht für »Mother I'd like to fuck«. Seinen Ursprung hat sie in der Pornobranche. Damit ist eine reifere Frau gemeint, die sexuell anziehend ist.

Mongolisch: Bei dieser Sexpraktik gleitet das Glied zwischen den Pobacken der Partnerin auf und ab, dringt allerdings nicht in den Anus ein.

Mouthshot: Hierbei ejakuliert der Mann in den Mund der Partnerin.

Natursekt: Als Natursekt wird Urin bezeichnet. Zur gegenseitigen sexuellen Stimulation wird auf den Körper des Partners oder in seinen Mund uriniert.

Necking: Diese Bezeichnung meint den Austausch von sinnlichen Berührungen außerhalb des Intimbereichs.

Neunundsechzig (69): Bei dieser Sexpraktik befriedigen sich beide Partner gleichzeitig oral. Dabei liegen sie gegengleich.

Noseshot: Beim Noseshot ejakuliert der Mann in der Nase der Partnerin.

Persisch: Siehe Arabisch

Petting: Petting meint alle sexuellen Handlungen außer dem Geschlechtsverkehr. Gegenseitige Masturbation wird als »Heavy Petting« bezeichnet.

Pinkshot: Dieser Begriff kommt aus der Pornobranche. Von einem Pinkshot ist die Rede, wenn die weiblichen Genitalien nah herangezoomt werden.

Punching: Damit sind die Vor- und Rückbewegungen der Hand beim Fisting gemeint.

Pussy Spanking: Das erotische Schlagen auf die weiblichen Genitalien wird als Pussy Spanking bezeichnet.

Queef: Ein Queef oder auch Scheidenwind bezeichnet Geräusche, durch das Entweichen von Luft aus der Vagina entstehen.

Quickie: Hier fällt das Vor- und Nachspiel aus und der Geschlechtsverkehr beschränkt sich auf einen kurzen Zeitraum. Häufig finden Quickies außerhalb des heimischen Bettes statt.

Römische Dusche: Bei der Römischen Dusche wird der Partner bespuckt oder es wird sich auf ihm erbrochen.

Rosenblatt: Bei dieser Sexpraktik wird der Anus des Partners mit der Zunge stimuliert.

Russisch: Bei dieser Praktik wird der mit Öl benetzte Finger in den Analbereich des Partners eingeführt. Außerdem umschreibt die Bezeichnung penetrationslosen Schenkelverkehr. Dabei wird der Penis an den Oberschenkeln der Partnerin gerieben.

Sadismus: Die sexuelle Lustbefriedigung durch Demütigung und Qual anderer Menschen.

Sadomasochismus: Die Abkürzung für Sadomasochismus lautet S/M. Hier wird die Lust durch Demütigung und das Quälen anderer Menschen und umgekehrt durch das Misshandeltwerden erregt.

Sandwich: Bei dieser Sexpraktik handelt es sich um eine Doppelpenetration der Frau. Das heißt, sie wird gleichzeitig in Anus und Scheide penetriert.

Sex-Flush: Körperliche Veränderungen, die kurz vor dem Orgasmus eintreten, werden als Sex-Flush bezeichnet. Dazu zählen Hautrötungen, erhöhter Puls, beschleunigter Atem sowie gesteigerter Blutdruck.

Slow Sex: Hier wird der Geschlechtsverkehr sehr langsam ausgeführt. Oberstes Ziel sind Zärtlichkeit, Hingabe und Liebe.

Softcore: Dieser Begriff stammt aus der Pornobranche. Er umfasst Bildmaterial, das Geschlechtsverkehr zeigt. Im Gegensatz zu Hardcore-Pornos werden keine Genitalien und auch nicht die Ejakulation vorgeführt.

Squirting: Squirting wird fälschlicherweise häufig als weibliche Ejakulation angesehen. Allerdings ist es vielmehr ein Gemisch aus weiblichem Ejakulat und Harn, das aus der Harnröhre bzw. den Drüsen neben der Öffnung der Harnröhre spritzt.

XXX: Steht für pornografisches Material, das Hardcoresex-Szenen beinhaltet.

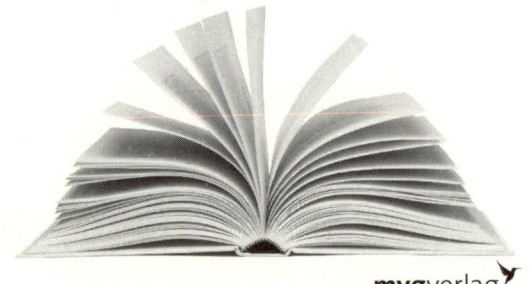